神经外科
健康教育手册

SHENJING
WAIKE
JIANKANG
JIAOYU
SHOUCE

王丽芹　纪欢欢　侯　涛　主编

化学工业出版社
·北京·

内容简介

本书主要内容为神经外科常见疾病及常见用药的健康教育，主要分为中枢神经系统损伤、中枢神经系统感染、中枢神经系统肿瘤、脑血管病、先天性和后天性异常病变及其他神经外科疾病等内容，针对每种疾病分为常见疾病的教育目标、教育内容（护理观察要点及护理措施、饮食指导、作息指导、用药指导、康复训练指导、心理指导、出院指导）及教育评价。

本书适合护理人员、护理院校师生阅读，也可作为神经外科疾病患者及家属的参考。

图书在版编目（CIP）数据

神经外科健康教育手册 / 王丽芹，纪欢欢，侯涛主编. —北京：化学工业出版社，2021. 6

ISBN 978-7-122-38843-8

Ⅰ. ①神… Ⅱ. ①王… ②纪… ③侯… Ⅲ. ①神经外科学-护理学-手册 Ⅳ. ①R473. 6-62

中国版本图书馆 CIP 数据核字（2021）第 057744 号

责任编辑：张 蕾 刘 军　　加工编辑：林 丹

责任校对：张雨彤　　装帧设计：史利平

出版发行：化学工业出版社（北京市东城区青年湖南街 13 号 邮政编码 100011）

印 装：三河市延风印装有限公司

710mm×1000mm 1/16 印张 12 字数 228 千字 2021 年 8 月北京第 1 版第 1 次印刷

购书咨询：010-64518888　　售后服务：010-64518899

网 址：http：//www. cip. com. cn

凡购买本书，如有缺损质量问题，本社销售中心负责调换。

定 价：49. 80 元

编写人员名单

主　编　王丽芹　纪欢欢　侯　涛

副主编　孟　蒙　邢　霞　陶亚茹　刘佳丽　焉　燃　王雯丽

编写人员

王　永　王丽芹　王雯丽　卢志珍
邢　霞　刘　爽　刘广韬　刘佳丽
刘诗雨　纪欢欢　李　娟　李俊玲
李桂芳　狄淬砺　张　媛　孟　蒙
赵亚群　赵贵亮　侯　涛　祝思琪
陶亚茹　焉　燃　渠晓雯　梁晋川
谢金娟

前言

随着医学科学技术的日新月异，神经影像诊疗设备的不断更新，神经外科疾病治疗技术有了很大的进步，神经外科专业已经进入了一个新纪元。从显微神经外科技术、激光刀、伽马刀治疗技术到更为精准的神经导航系统，神经外科已从经典神经外科走向显微神经外科,并发展到对患者创伤更小的微侵袭神经外科时代。在追求精准、微创诊疗的今天，专业精细化成为专科发展的必由之路。

神经外科疾病患者中，以急、危、重症者多，如脑出血、重型颅脑损伤等,患者具有发病急、病情重、预后差的特点，住院患者以手术治疗为主,鉴于颅脑手术部位和手术区域影响，其风险程度高，病情变化快，护理难度大，术后往往伴随不同程度的躯体活动障碍，患者自理能力差，有时会出现不同程度的意识障碍和认知状况的改变。疾病的突发状态往往给患者及其家庭成员带来极大的精神创伤,而后期治疗和康复还需承担巨大的经济和照护压力。如患者出现不良的治疗结局不仅会降低生活质量，还会给家庭和社会带来巨大负担。护理过程中密切观察患者意识、瞳孔及颅内压变化，评估护理风险，发现潜在并发症并尽早实施干预，预见性发现患者康复过程中的问题，及时提供早期训练指导，给予患者和家属科学的健康教育、心理疏导，有效预防各类并发症及意外事件的发生。这就要求神经外科护理人员必须具有深厚的专业知识和熟练的操作技能，用评判性思维指导临床工作，为患者提供高质量、专业化的护理服务。

全书分为7章，涵盖了几十个神经外科常见疾病，分别从护理观察要点及护理措施、饮食指导、作息指导、用药指导、康复训练指导、心理指导、出院指导等方面进行阐述，可协助广大护理人员对神经外科常见疾病进行健康指导，也可帮助患者及家属在恢复中有据可循。

由于编者知识水平有限，难免有疏漏和不足之处，还望读者批评、指正，我们将在以后的更新版本中改正。

编者

2021年1月

目　录

第一章 中枢神经系统损伤

第一节 • 颅脑损伤

颅脑损伤为一种常见的外伤，由于伤及中枢神经系统，其致死率和致残率均较高，无论在平时或战时，均占全身各部位损伤总数的20%。其发生率可居于创伤的首位或仅次于四肢骨折，而病死率远远高于四肢骨折。

目前颅脑损伤的主要原因为：交通事故、建筑及工矿的工伤事故、运动损伤和自然灾害等一系列不可预料的因素。因难产或产钳引起的婴儿颅脑损伤亦偶见。如何进行伤后护理及健康教育，如何进一步降低颅脑损伤的致死率和致残率越来越受到人们的关注。

颅脑损伤按伤后脑组织是否完整或向外界开放，可分为闭合性颅脑损伤和开放性颅脑损伤；按发生的时间和类型可分为原发性颅脑损伤和继发性颅脑损伤。

一、护理观察要点及护理措施

（1）密切观察患者的血压、脉搏、呼吸、体温。

（2）观察患者的意识、瞳孔大小、对光反射等。

（3）询问患者受伤情况，伤后是否出现抽搐、呕吐、肢体活动障碍。

（4）仔细检查患者是否有复合伤。在条件许可情况下，立即进行心电监测。将患者头部偏向一侧，避免呕吐物或呼吸道分泌物误入气管，及时清理口腔内血块及其他分泌物。深昏迷患者除给予必要的吸氧外，应立即报告医生，建议行气管切开或插管，始终保持呼吸道通畅。对于重型颅脑损伤患者还应立即建立静脉通路，一般选择深静脉或使用留置针，以保证药物供给。护理人员应定时给予患者翻身、叩背、被动肢体训练，定时更换鼻胃管、尿管。

（5）消化道出血　患者出现腹痛、呕吐、黑便、咖啡色胃液时应给予禁食，为防止发生误吸，对患者采取头高脚低的体位，头偏向一侧，行胃肠减压，遵医嘱使用止血药治疗，胃管注入云南白药或冰盐水洗胃，同时应观察血压及脉搏的变化，防止失血性休克的发生。

（6）失用综合征　重型颅脑损伤患者因意识障碍长期卧床和肢体功能障碍，常发生关节痉挛和萎缩，应保持患者肢体功能位，加强肢体被动训练，防止下肢血栓形成。病情稳定者可配合康复理疗。

（7）失音及失语　因颅脑损伤造成失音及失语患者应加强语言功能训练，如听音乐、广播，从最简单的字母开始。

（8）中枢性高热　为丘脑下部体温调节中枢受损引起，以物理降温为主，减少盖被，利于散热，头部置冰帽或冰袋，温水或酒精擦浴，冰盐水灌肠，静脉低温输液，必要时遵医嘱使用退热药。降温过程中，严密观察患者生命体征，30min检测1次体温、脉搏、呼吸、血压等并做好记录，体温平稳后4h 1次，直至正常。

（9）压力性损伤　是重型颅脑损伤最容易出现的并发症，多由于病情重而处于被动体位引起。应勤翻身，避免皮肤长期连续受压；保持皮肤和床单位的清洁平整，避免汗液、尿液的刺激；使用气垫床，促进血液循环。还应加强营养，增强机体抵抗力，避免压力性损伤的发生。

（10）癫痫　是颅脑损伤患者较常见的并发症，是继发于颅脑损伤的一种临床综合征，癫痫的频繁发作可致脑缺氧而加重脑损伤。发作时注意防止误吸及窒息，防止舌咬伤及舌后坠，防止坠床及碰撞伤。护理人员应准确记录癫痫发作的类型与频率，按时服用抗癫痫药物。

（11）脑脊液漏　主要症状为从鼻腔、耳道及伤口流出血性或澄清的液体。患者应采取头高卧位，头部垫一次性治疗巾，有鼻腔及耳道漏液者禁止填塞，清醒患者避免擤鼻、咳嗽和打喷嚏。脑脊液漏多于数日自行愈合。

（12）术后颅内再出血　是重型颅脑损伤患者术后严重的并发症之一，发现颅内再出血的早晚与处理是否及时关系着患者的生命与病情发展。护理人员应严密观察患者病情变化并做好记录，对病情记录做相关分析，发现异常应及时报告医生处理。

二、饮食指导

可进行轮换饮食，将所有的食物分为几大类，如肉类、鱼类、蔬菜类、谷类、面粉类、坚果类、水果类等。每天的食物中，主食、荤菜、蔬菜、水果、坚果各选一种。

重型患者给予鼻饲营养液，每次鼻饲前应检查并确定胃管在胃内方可进行鼻饲。检查方法有：一是抽吸胃液，二是听气过水声，三是将胃管末端置于水中，无气体溢出。开始时营养液量宜小，每次50～100mL，持续每小时50mL，以后逐渐增加，液体的浓度也应从低到高。

三、作息指导

损伤初期嘱患者多卧床休息；恢复期规定起床及入睡的时间，规定训练时间及运动量，规定三餐进食时间，使患者形成正常生理节律。

四、用药指导

应注意观察患者用药后的不良反应，指导患者正确服药，不得擅自增减药量或停止服药。

五、康复训练指导

1. 昏迷期的康复

此阶段主要由物理治疗师参与，治疗手段包括以下几项。

（1）昏迷患者的刺激　可以通过增加感觉输入，对大脑皮质进行刺激，特别是推动网状结构活动，促进患者苏醒。

（2）肢体功能位的摆放和被动活动。

（3）动态性物理治疗技术　即通过对昏迷患者进行功能性的坐位和站位，刺激平衡控制，促进正常运动恢复，降低异常的张力和预防继发的神经肌肉合并症。动态性物理治疗技术还可以刺激患者咳嗽，使呼吸频率和深度增加，促使患者重新建立正常的咳嗽反射。

2. 视觉综合征

主要由斜外视、调节障碍、集中受限、低眨眼率、空间定向障碍、固定和追逐障碍以及复视等组成。治疗手段包括使用眼罩、外科矫治、用柱状镜或视觉训练。

3. 语言训练

先对患者进行失语程度测定：根据患者的不同情况，多次采用波士顿诊断性失语检查中的BDAE失语症严重程度分级标准对患者失语程度进行测评。对于失语患者，语言训练坚持由易到难、循序渐进、反复练习、持之以恒的原则。先从患者受损最轻的语言功能着手，再用具体物品、单字、短句进行训练；发音、智能训练均宜尽早开始。具体措施为每日上下午定时进行语言训练。不同类型失语训练要点如下。

（1）运动性失语　字-词-短句。

（2）感觉性失语　用手势、表情来表达用意。

（3）命名性失语　用物品反复教患者说出其名称。另外，可让患者跟着预先录制好的标准语进行逐字逐句的语言训练。注意防止患者出现过度疲劳。

六、心理指导

（1）颅脑损伤对于患者来说是一种突如其来的身心创伤，几乎所有的患者及家属都表现出恐惧和精神紧张。护士应观察患者的心理状态，耐心详细解释病情及预后，帮助患者重建生活的信心，积极配合抢救与治疗合理安排陪护及探视，保持病室环境安静，减少一切对患者的不良刺激。

（2）恢复期患者因长期卧床，生活不能自理可出现悲观、忧郁，在进行功能锻炼时，往往有急于求成的心理，医护人员要耐心细致地进行心理疏导，多做说服解释工作，关心体贴患者，并列举典型康复病例，鼓励患者增加康复的信心，使其配合医生进行必要的治疗和康复锻炼。嘱患者避免受精神刺激，尤其是过喜、过怒等情绪变化。嘱家属避免给患者造成精神刺激，让患者处于乐观、祥和、舒适的环境之中。

七、出院指导

（1）出院后心理指导　重型颅脑损伤患者出院后面对未知的社会压力会产生很多的心理问题，护士应观察患者的心理状态，耐心疏导，帮助其重建生活的信心，消除其紧张焦虑的心理，正确看待病情变化，让患者早日回归社会。

（2）出院后饮食指导　嘱患者应多食高蛋白、低脂肪、富含膳食纤维、易消化的饮食；对于植物生存状态的患者，护理人员应教会家属如何给患者进行鼻饲，注意流质食物的温度，告知更换胃管的时间，保证营养摄入。

（3）出院后用药指导　嘱患者在用药过程中定时用药、定期检查，如有不适，及时就诊。

（4）出院后功能锻炼　应加强语言、肢体功能锻炼及生活自理能力的训练。

（5）病情相关指导　预防并发症，预防感染，定时复查。对于气管切开需带管回家的患者，护士应教会家属气管切开护理的一般知识及注意事项。

第二节 • 颅内血肿

颅内血肿（intracranial hematomas）是原发性颅脑损伤的一种，它是指颅内出血在某一部位积聚，达到一定的体积，形成局限性的占位病变，引起相应的症状。病情往往进行性发展，若处理不及时，可引起颅内继发性改变，如脑移位、脑水肿、脑缺血、持续的颅内压增高和脑疝，而致严重后果。

颅内血肿按血肿所在的解剖部位可分为：①硬膜外血肿，血肿位于硬膜外和颅骨的间隙中。②硬膜内血肿，又可分为硬膜下血肿和脑内血肿。前者位于硬膜下间隙，后者位于脑实质内。硬膜外血肿和硬膜内血肿不仅仅部位不同，在发生机制、病理生理、发展过程、治疗原则上都有不同。两者可同时发生。硬膜内血肿可单发亦可多发。

按血肿症状出现的时间分为：①急性血肿，症状在伤后 3 天内出现；②亚急性血肿，症状在伤后 4 天至 3 周内出现；③慢性血肿，症状在伤后 3 周以上出现。

一、护理观察要点及护理措施

1. 术前

密切观察患者意识、瞳孔以及生命体征的变化。意识是否清楚以及昏迷程度可反映患者的中枢神经受损程度，生命体征反映患者的机体状态，其中血压对于颅内血肿的发病、治疗、预后有重要意义，必须严密观察。治疗基础疾病，做好术前准备，以排除干扰及可能导致患者术后颅内血肿的危险因素。

2. 术后

给予针对性护理，以平稳颅内压，减少脑部肿胀，防止血肿。同时积极对颅内血肿情况进行早期观察，具体观察项目如下。

（1）生命体征　颅内血肿会挤压脑组织，造成脑损伤，影响脑功能，患者易出现心率减慢、血压和体温升高等表现，严重时甚至出现呼吸改变。颅内压短时间内迅速升高提示颅内出血风险大。对此，术中、术后需密切观察患者生命体征的细微变化，发现异常及时处理。

（2）意识障碍　患者的意识状态是颅内出血症状的可靠信号，血肿所致不同程度的脑损伤会造成不同程度的意识障碍。对此，术后要密切判断患者的意识状态，例如询问患者姓名、年龄以判断其意识状态与术前有无差别等。

（3）瞳孔　观察瞳孔改变对于判断意识障碍者、语言障碍者是否出现颅内出血具有重要意义，观察双侧瞳孔形状、大小及对光反射情况，如脑疝早期中脑受压，瞳孔对光反射减弱甚至消失，出现进行性扩大等，以此观察患者颅内血肿情况。

（4）锥体束征　一侧肢体肌力减退或进行性加重提示颅内血肿可能，可联合其他观察指标一并诊断。患者术后长时间未苏醒存在颅内血肿可能，需引起注意并及时复查 CT。此外，血肿受颅内代偿机制影响，老年患者可能表现不明显或出现较晚，因此要坚持长时间细致观察。

除此之外，患者要保持尿路通畅。为患者实施留置导尿，防止因尿潴留导致躁动，影响手术进程，并有颅内压增高的危险；同时也要为尿失禁患者导尿，预防并发症。

二、饮食指导

护士要指导患者进行必要的食疗，可以提高机体的抗病能力，改善脑循环。

急性期：推荐患者胃肠营养摄入高蛋白、高维生素、高热量、低脂食物。高蛋白食物以肉类（瘦肉、禽肉等）为佳，多食新鲜豆制品。为保持大便通畅，患者可多食新鲜绿色蔬菜以及雪梨、香蕉等粗纤维食物。忌辛辣等刺激性食物，忌烟酒，避免食用肥肉、蛋黄、动物内脏等高脂类食物。合并糖尿病的患者注意限制碳水化合物、甜食、果品摄入。高龄或合并有心功能不良的患者应限制钠盐摄入（每日＜3g），防止心功能恶化、水钠潴留加重脑水肿。食物温度适宜（36～40℃），过热可能烫伤口腔黏膜，过冷易致腹泻、呃逆，影响消化吸收。对于尚能进食者，喂食时不宜过急，遇呕吐或嗳气时应暂停，防止食物呛入气管内引起窒息或吸入性肺炎。持续24h昏迷不能进食，确定无合并应激性溃疡、上消化道出血者，应尽早开始鼻饲流质饮食，每天4～5次，每次200～300mL，如牛奶、豆浆、藕粉、蒸蛋或混合匀浆等，流食应煮沸消毒，冷却后再喂食。

恢复期：推荐患者多摄入清淡、低盐、低脂、适量蛋白质、高维生素、高纤维食物，多食蔬菜及水果，避免辛辣食物，戒烟酒，保持大便通畅。体胖者应适当减轻体重，减少热量摄入，忌食高糖食物。

三、作息指导

注意休息，保证充分睡眠，劳逸结合，避免过度劳累和过度用脑。

四、用药指导

颅内血肿急性期治疗原则为脱水、抑制脑水肿和改善受损的神经细胞，从而改善病情。托拉塞米联合甘露醇治疗可有效脱水，减轻脑水肿，同时缓解神经细胞损伤，疗效显著。

五、康复训练指导

1. 急性期体位指导

保持正确的体位与体位变换是康复的第一步，每隔2h交换体位1次，最长不能超过3h，否则容易形成压力性损伤。如患者有血压明显波动、瞳孔散大、呼吸不规则、抽搐及去大脑强直等状况应停止体位变化。

（1）仰卧位　头呈中位或稍向健侧，低枕，双上肢置于身体两侧，腕关节保持轻度背屈位（约30°），手指微屈，握住直径约5cm圆柱形物，或患侧肘关节屈曲，手置于胸部，腕关节保持轻度背屈位，手指微屈。亦可患侧上肢呈上举位，肩下放一软枕，上臂及手放在枕上，双下肢自然伸平，患侧膝关节下方垫一软枕或卷好的毛巾，使之微屈30°左右，患侧踝关节保持0°位置，防止足尖下垂，亦可在大腿外侧下放一小枕，防止髋关节外旋。

（2）侧卧位 患肢在上，胸前放置一大枕，肘关节屈曲放置于枕头之上，如抱物状；腕关节轻度背屈，手握毛巾卷；大小腿之间放一棉垫等，以防止互相摩擦。患侧髋关节轻度屈曲，踝关节保持0°位置。

（3）半仰卧位、半俯卧位、俯卧位等 视病情更换，但应保持肢体功能位，防止肢体摩擦损伤，保持呼吸道通畅。

2. 肢体的被动运动

由医务人员及家属共同参与完成。肢体的被动运动可预防关节挛缩引起的活动受限，并可使患者早期体验正确的运动感觉，一般病情稳定后即可开始，活动时注意固定活动关节的近端关节，防止替代运动。动作缓慢、轻柔、有节律，每个动作要重复5～6遍，每天2次。若出现疼痛，不可勉强活动。指导者可依次帮助患者进行肩关节的屈曲（前方上举）、外展内收、水平内收、内旋外旋，肘关节的屈曲、伸展，髋关节的内旋外旋、外展内收，下肢的伸屈位上举及踝关节的背屈活动。肢体的自我被动运动一般在术后3天开始，指导患者利用健侧的力量活动患侧肢体（局限于上肢及下肢的部分关节），每个动作重复3～5遍，每天2次，每个动作完成后注意适当休息，防止过度疲劳。

3. 语言障碍的康复

要求与患者多接触，了解患者想要说什么或需要什么，训练时要耐心，态度和蔼，使患者精神松弛。

（1）运动性失语患者 采用直接发音疗法，从发音开始，到单词、短句，逐渐增加，反复训练。让其反复地跟着录音学习，可收到良好的效果。

（2）感觉性失语患者 由于患者不懂别人和自己的话意，可以采取视觉逻辑法和手势法。首先教导患者匹配物品与图画，再匹配物体与动作图画，然后鼓励患者主动使用物体。精神语言疗法、刺激疗法等多种方法交替使用，联合应用，能使较多的患者取得较满意的效果。

六、心理指导

患者常遗留部分肢体功能障碍，生活不能自理，心情抑郁，应指导患者摆脱对他人的依赖心理，积极配合家庭康复训练，调动自身的潜力，以顽强的毅力循序渐进地坚持康复训练；引导患者将喜、怒、忧、思、悲、恐、惊等情绪保持在正常范围内；鼓励患者参加适宜的活动，如看电视、电影，听轻音乐，阅读文艺作品等；使患者保持乐观的情绪，热爱生活，经常与家人沟通和交流，乐于与人交往，善于和他人建立良好的关系，提高自我调节控制能力。对于心理障碍比较严重的患者进行必要的心理咨询和心理治疗，如焦虑症、抑郁症、神经衰弱、强迫症、恐惧症等，必要时使用一些能改善精神症状的药物，如果有必要可以转诊到心理科或精神科接受专业治疗。

七、出院指导

患者应尽早开始各种功能训练和康复治疗。要加强日常生活、个人卫生、饮食、睡眠等基础护理和训练。尤其对生活不能自理者，要进行生活习惯训练，防止精神状态进行性衰退。患者只要不是严重痴呆，均应定时引导排便，养成规律解便的习惯。嘱患者避免情绪激动，去除不安、恐惧、愤怒、忧虑等不良情绪，保持心情舒畅。饮食清淡，多食含水分、纤维素多的食物，多食蔬菜、水果，忌烟酒及辛辣刺激性强的食物。避免重体力劳动，坚持做保健体操、打太极拳等适当的体育锻炼，注意劳逸结合。

康复训练过程艰苦而漫长（一般需 1～3 年，甚至终身），需要患者、家属、医护人员三方的信心、耐心、恒心，在医护人员的指导下，循序渐进、持之以恒地进行。出院后也应注意定期测量血压、复查病情，及时治疗可能并存的高血压、动脉粥样硬化、高脂血症、高黏血症、冠心病、糖尿病等。

第三节 • 开放性颅脑损伤

开放性颅脑损伤是颅脑各层组织开放伤的总称，是指外伤造成的头皮、颅骨、硬脑膜和脑组织直接或间接与外界相通。临床表现因受伤原因、方式和暴力大小而差别很大，大多数有不同程度的昏迷，合并骨折、损伤部位脑症状，易并发感染，伤情重、变化快，伤残率和病死率高。按致伤物的不同分为非火器伤与火器伤。两者均易造成颅内感染和出血。

一、护理观察要点及护理措施

（1）护理创面和防止休克　开放性颅脑损伤在现场急救时，尽量使患者头部保持不动，有活动性出血行伤口包扎。创面或创道内异物绝不能贸然取出，也不能轻易摇动及拔出嵌入颅内的致伤物，否则可能会造成血管和脑组织的损伤，导致颅内大出血。

（2）神志不清或躁动者　除进行必要的镇静处理外，应注意防止头部和四肢乱动，避免存留头部致伤物移位脱落对脑结构造成加重性损伤。对头皮出血经包扎后不能止血者，可采取暂时压迫头皮血管主干，有利于减少出血。若出现面色苍白、出冷汗、脉搏细速、血压测不到时可能已发生失血性休克，此时应加快输液速度，必要时输全血，纠正休克。若创缘及伤口周围存在污染，或有血块、碎裂的脑组织等，尽可能小心地用生理盐水棉球清洗干净，同时以无菌纱布垫在伤口周边，减少继发感染的机会，经这些初步处理后，应协助医生将患者送到具备开颅条件的医院做进一步处理。

（3）观察瞳孔和意识变化　意识是大脑皮质的脑干网状结构功能反映，意识障碍是脑损伤患者最常见的表现之一。因此，要观察患者有无意识障碍、意识障碍程度、意识障碍变化。瞳孔变化可提示脑损伤情况。正常瞳孔等大等圆，在自然光线下，直径 3～4mm，对光反射灵敏；夜晚或光线较弱环境下，瞳孔直径可超过 5mm。如颅脑损伤者出现瞳孔一侧或双侧散大，对光反射消失，或伴有加重性昏迷、去大脑强直、脑水肿等颅内高压表现，形成脑疝，常提示病情危重，应立即抢救，迅速给氧。临床常见到患者神志清醒，一般情况良好，在解大便或用力咳嗽时致病情突然恶化导致死亡。这种情况多因上述条件下突然增加动脉压，致使受损脑血管因压力急增发生破裂，引起颅内出血造成颅内压增高。此外，有的损伤不严重的患者诉说轻微头痛、周身不适，在夜晚睡眠时服用镇静药，服药入睡后不久发生脑危象，医护人员误认为在熟睡，这是因为小血管损伤出血初期无明显症状，当出血量达一定程度时，病情急剧恶化，这方面的教训并非少见。

（4）患者不宜过早活动，尽量避免用力　便秘用通便药，少用镇静药。尤其夜班时，值班护士更应密切观察患者病情变化，发现情况及时报告医生进行处理。

（5）保持呼吸道通畅和预防肺部感染　患者因意识障碍、气道不畅出现周围性呼吸障碍，也可因病情危重出现中枢性呼吸衰竭，或因呼吸道分泌物多而阻塞呼吸道，引起坠积性肺炎，最终致使患者死于肺部感染。因此，保持呼吸道通畅是非常重要的，预防措施：①在现场急救和运送过程中，注意清除呼吸道分泌物；②深昏迷者须抬起下颌；③维持患者正常呼吸功能；④为防止干扰正常呼吸功能和引起颅内压突然增高，每次吸痰不宜超过 15s，如果痰液黏稠，雾化后超过 15min 再吸痰；⑤保持吸入空气温度（32～34℃）和湿度（40%～60%）；⑥咳嗽无力时定时翻身拍背后平卧；⑦注意消毒隔离和无菌技术操作。

（6）有脑脊液漏的患者防止颅内感染和外伤性癫痫　开放性颅脑损伤极易发生颅内感染，一旦发生感染，可短期内形成颅骨骨髓炎和脑脓肿，危及生命。护理时应经常询问患者有无头痛、呕吐，观察创口有无红肿，如出现以上现象应警惕颅内感染的可能，应协助医生及时处理。因颅底骨折引起脑脊液漏者应采取头高位，抬高床头 15°～20°，至 3～5 天，目的是借重力使脑组织贴近颅底脑脊液漏口处，使漏口粘连封闭。避免擤鼻涕、打喷嚏、剧烈咳嗽、用力排便，以免脑脊液压力升高后又降低，使脑脊液逆流。按时应用抗生素，观察颅内感染迹象。开放性颅脑损伤者很易出现癫痫发作，这是由脑组织受各种因素刺激所致，要实施保护性安全措施，遵医嘱用药，及时降颅压，避免情绪激动，发作时卧床休息，适当吸氧。空气清新、环境优美、安静的病房有利于患者的诊疗。房间要安装空气消毒系统，定时消毒空气，减少患者的随员和探视人员，保持病房的安静，避免人多携带感染源。合理安排休息和活动时间，对机体的功能恢复很有利。由于术后患者需要卧床，皮肤护理也很重要；室内应定时通风保持干燥，每天按时给患者清洗身体，防止感染，腋下和腹股沟等处容易出汗、藏污纳垢，应按时擦洗。勤换内衣裤，定时洗被褥，保持被褥松软、干爽。协助患者进食，要注意食物的温度，应给予患者易消化、高纤维素、既营养又美味可口的食物。

（7）卧床时期护理　一定要注意卧床时期的护理。术后初期身体各部分功能还没有恢复，所以要按时为患者按摩，促进血液循环，加速机体功能恢复，防止压力性损伤发生。患者术后可能仍会有不同程度的大小便失禁，所以一定要注意这部分的护理，不能因为怕麻烦而不给患者喝水，也不能让患者少进食物。做好患者的呼吸道护理，预防肺部感染。抵抗力下降及排痰不畅通是引起肺部感染的病因，而肺部感染是危及卧床患者生命、引起死亡的原因之一。因此，在护理中要促进患者排出痰液，采取翻身、叩背、吸痰、喷雾祛痰等措施。注意会阴部清洁，防止泌尿系统感染。

二、饮食指导

营养支持对脑组织的恢复具有重要的意义。进食时应仔细观察患者有无吞咽动作及呛咳。若有吞咽而无呛咳，应先喂密度均匀的糊状饮食，如藕粉、鸡蛋羹，逐渐过渡到流食、软食。若患者无吞咽动作或呛咳明显，应及早进行鼻饲。

三、作息指导

患病初期应多卧床，随着身体恢复，应加强锻炼，养成规律生活。

四、用药指导

（1）止血药的应用　对于开放性颅脑损伤、存在活动性出血的患者，为了保证尽快止血，急救时，可以在局部包扎止血的同时应用酚磺乙胺（止血敏）、氨甲苯酸（止血芳酸）、血凝酶（立止血）等，以缓解病情，改善预后。

（2）合理控制血压　合理控制血压是控制颅脑损伤患者病情进展的重要措施。

（3）其他　急性严重颅脑损伤患者，易发生应激性溃疡并出血，可预防性给予抑酸治疗；伤口多有污染，可预防性给予抗菌治疗；有失血休克者当积极抗休克治疗。

五、康复训练指导

（1）认知康复训练

① 集中注意力训练：让患者按顺序说出数字 0～10，如有困难，让其用卡片把数字排好，反复数次训练。随意抽出一张卡片让患者读出数字，答对后让其说出是奇数还是偶数。训练者可随意指定数字的起点，让患者接着往下读。成功后变换方向，由原来的由小到大改为由大到小，反复数次。

② 定向力训练：患者常存在情绪不稳定等情况，可采用代偿方法进行训练，如提示卡、钟表、日历、复读等。

③ 提高记忆力训练：将画有日常生活所熟悉物品的图片放在患者面前，让其观看几秒后将图片收起，然后让患者说出或用笔写出所看到物品的名称，反复数次。

④ 问题解决能力训练：给患者纸和笔，在纸上写出简单动作的步骤，如刷牙、将牙膏挤在牙刷上、取出牙膏和牙刷等，问患者哪一个动作在先，哪一个动作在后，也可以更换几种简单的动作，都回答正确后，再让其分析更复杂的动作。

（2）感知障碍训练　向患者出示几种不同颜色的木块，然后让其按出示的顺序拿出木块，反复数次，连续两次无错误，可增加难度。

（3）语言交流训练　语言是交流的工具，对语言交流障碍的患者，在急性期已过，病情稳定能够耐受集中治疗至少 30min 即可开始练习。对表达能力差者，多进行日常口语对话、手势语、指物品名称或哼音调练习。要坚持听、视、说、写四者并重，坚持天天学和天天练，也可应用讲故事、提问等形式提高语言的趣味性。可采用渐进教学法，从发音、器官训练开始到发单音节、单字，认人，反复读，认真巩固效果。

六、心理指导

建立和谐的护患关系。颅脑损伤对于患者来说是一个很大的身体及心理创伤，其恢复过程是缓慢的，面对此种情况，患者及家属容易出现明显的焦虑、恐惧及紧张心理，护理人员应充分理解患者在面对此种状况时的应激行为，设身处地地为患者着想，从患者角度去思考问题，向患者讲解与疾病有关的相关知识、疾病预后及康复情况。多倾听患者内心的真实想法，对于患者的不良情绪要耐心对待，保护患者的自尊心，给予患者鼓励，使患者冷静看待事实，学会控制自己的情绪，树立战胜疾病的信心。

给予患者家庭和社会的支持。如男性通常是一个家庭的顶梁柱，在工作岗位上有着举足轻重的作用，他们恢复意识后容易出现焦虑、易怒、烦躁等不良情绪，护士应给予安慰及鼓励，同时调动患者及家属的主观能动性，定时探视，并鼓励患者早日回到正常的工作岗位上。

七、出院指导

（1）部分重度颅脑损伤患者转为持续植物生存状态，患者出院前要对家属进行全面指导，内容包括保持床铺平整、干燥清洁，每 1～2h 翻身 1 次，预防压力性损伤，翻身后用空手心掌叩击背部，由下向上，由内向外，预防坠积性肺炎。每日清洗会阴 2 次；教会家属膀胱冲洗及更换引流袋的方法，定时夹管，定时放尿，注意观察尿液的颜色和性状，防止泌尿系感染。指导家属正确鼻饲。口腔护理，每日 2 次。每日按摩肢体、活动关节，防止肌肉萎缩、关节强直及足下垂。

（2）对于清醒患者，给予心理指导及康复训练。

第四节 · 复合型颅脑损伤

复合型颅脑损伤指伤者既有颅脑损伤又有身体其他部位的损伤。在平时和战时都较常见，复合型颅脑损伤日趋增多，其致残率和病死率都很高，尤其值得重视的是外伤死亡现已成为青壮年的首位死因，因而提高复合型颅脑损伤的救治水平是当前神经外科领域中的一个重要课题。

一、护理观察要点及护理措施

1. 保持呼吸道通畅

昏迷患者应将头偏向一侧或稍向后仰，1～2h 翻身、叩背 1 次，及时将口腔、鼻腔、气管内分泌物及血液、呕吐物等清除，在护理中应做好以下几点。

（1）保持室内空气新鲜、清洁，定时通风，每天用消毒液消毒地面，温度 18～20℃，湿度 50％～60％；

（2）严格无菌操作，吸痰 1 次更换 1 根吸痰管，气管切开处敷料每日更换 2～3 次，吸痰前后给予高流量吸氧；

（3）定时翻身、叩背、吸痰，吸痰动作要轻柔，吸痰时间不超过 15s；

（4）痰液多者遵医嘱给予雾化吸入 4～6h/次；

（5）定时做痰细菌培养，有感染者遵医嘱给予抗生素治疗。

2. 各种管道的护理

（1）血肿腔引流管的护理　血肿腔接无菌引流袋，引流袋要低于头部 20cm，过高不利于引流，甚至可使引流管内液体反流入颅内引起颅内感染；过低会导致血肿负压过大，产生再出血。患者需外出做检查时，应将引流管夹闭，以防液体反流入颅内。夹闭引流管期间要严密观察患者意识、瞳孔、生命体征及引流管敷料有无潮湿，防止意外发生。保持引流管通畅、无弯曲、无打折，注意引流液的量、性质及引流速度并做好记录。

(2) 胃管的护理　复合型颅脑损伤者应48h内早期给予留置胃管，每周更换1次胃管，鼻饲前应清洗用物，避免造成胃肠道反应。

(3) 尿管的护理　保持导尿管通畅，避免打折、弯曲，每2h开放1次；用0.05%碘伏擦洗尿道口，2次/天。观察尿液的量及颜色，出现尿液沉淀或混浊，应遵医嘱给予膀胱冲洗。尿袋高度不得超过尿管，每日更换1次。尿管每周更换1次，注意尿管和尿袋的牢固性。保持患者会阴部清洁、干燥，大便后用温水擦洗干净。

3. 消化道出血的护理

由于患者处于应激状态，神经内分泌功能紊乱，易致消化道出血；同时患者处于高代谢、高分解状态，能量消耗增加，使患者处于负平衡，这些均会使患者的病情加重，应早期使用胃黏膜保护药和抗酸药物；密切观察患者病情，监测生命体征。恶心、呕吐、腹痛、腹胀为消化道出血的先兆，注意观察患者血压、呕吐物及大便情况。根据病情决定饮食性质及饮食方法，轻者给予鼻饲高蛋白、高热量的流质饮食。每次鼻饲前抽吸胃内容物，观察有无出血现象。如发现胃肠道出血，应给予胃肠减压，冰盐水（去甲肾上腺素8mL加盐水250mL）洗胃，并注入云南白药，出血多时，给予配血输血，观察有无新的出血，按时给予止血药。

4. 口腔及眼睛的护理

为了保持患者口腔的清洁，应及时清除口腔分泌物，每日为患者进行2次口腔护理，观察口腔黏膜的变化。昏迷患者眼睑不能闭合，应给予红霉素眼膏涂敷，并给予凡士林纱条覆盖保护角膜，防止角膜溃疡。

5. 皮肤护理

患者长期卧床，全身营养不良，皮肤受压，血液循环障碍，且患者意识丧失，无自主活动能力，易发生压力性损伤，影响机体康复。应每1～2h为患者翻身1次，检查受压皮肤，并给予适当按摩。保持床铺的清洁、平整、干燥，减少皮肤刺激。保持皮肤干燥、清洁，每次大小便后清洗会阴部，每天用温水擦拭身体1～2次，按摩受压部位，促进血液循环并增加营养，减少机体耗氧量，提高自身免疫。

6. 骨折的护理

复合型颅脑损伤患者全面检查全身损伤，夹板、石膏固定的骨折处要抬高固定，观察末梢血液循环，必要时给予切开复位固定。

7. 准确记录出入量

患者术后2～3天脑水肿达高峰，按患者身高、体重给予合理的输液量，严格控制输液速度，及时准确应用脱水药物，20%甘露醇每日可用2～4次，静脉快速滴入，保持水电解质平衡，定期检验血生化。

8. 预防颅内感染

颅脑损伤合并脑脊液耳鼻漏患者易发生颅内感染，首先要清洁鼻腔及耳道，不得用棉球及纱布堵塞，需用无菌敷料覆盖，浸湿后及时更换，注意保持头部引流管通畅，以防漏液逆流入颅内，同时静脉给予抗生素预防颅内感染。

二、饮食指导

合理的营养支持对促进脑组织的恢复十分有利。早期给予静脉营养，待患者肠鸣音恢复，可给予鼻饲。开始时宜少量多餐，胃肠功能恢复后逐渐加量。营养液应现用现配，灌注温度38～40℃，灌注量每次不超过200mL。颅脑损伤患者若长期昏迷，主要经鼻饲提供营养，不足者可经过胃肠外途径补充。

三、作息指导

规定患者每日起床及入睡时间，规定每日训练时间、训练量及进食时间，使其形成正常的生理节律。

四、用药指导

复合型颅脑损伤患者因伤情复杂，使用脱水、保肝、护胃等药物，用药期间应观察患者的用药反应，指导患者合理用药，不得擅自增减药物。

五、康复训练指导

康复期的护理：病情好转、神志清醒后应抓紧训练语言、肢体活动等功能，并可配合理疗针灸、按摩等措施；注意心理护理，消除患者对颅脑损伤的恐惧，减少后遗症；做好家属的思想工作，使其掌握必要的护理知识，积极配合，帮助患者早日康复；调动患者积极性，对减少疾病复发及早日康复有实际意义。

1. 吞咽障碍康复训练

（1）对吞咽障碍的各个部位进行训练，增加协调功能　①做屏气-发声运动；②按摩舌肌和咀嚼肌；③使颊肌、喉部内收肌运动，做吮指动作等；④对咽部进行冷刺激，强化吞咽反射；⑤咳嗽训练。

(2) 练习吞咽动作 选择容易在口腔内移动、密度均匀不易出现误咽的食物，由少量开始，循序渐进，反复练习吞咽动作。

(3) 综合训练 包括肌训练、排痰法训练及肢体功能锻炼。卧床期间，鼓励患者做主动活动，做站立练习时，开始在依靠下站立，每次 120min，同时指导患者坐站练习、台阶练习，以改善下肢肌力。随着病情改善，从开始无依靠站立，逐渐过渡到步行。患侧肢体主要做各关节的主动练习，加强掌指关节活动与拇指的对指练习，以促进功能顺利恢复。

2. 语言康复训练

采用渐进教学法，从发音器官训练开始到发单音节、单字、单词、认人、物品名称，反复读认，巩固效果。同时利用各种刺激法，强化患者的应答能力。根据失语类型及程度，给予针对性指导，并提供有关手册或录音磁带。嘱家属耐心协助，不宜过急，对患者的进步表示肯定。

3. 肢体骨折术后康复训练

术后 1 周嘱患者做肌肉收缩练习，术后两周协助患者活动关节。下肢骨折 6 周后协助患者扶拐下床活动。在进行功能康复锻炼时，给予鼓励，消除恐惧心理，指导患者自主运动，循序渐进，持之以恒。

六、心理护理

建立良好的护患关系，观察和分析患者的心理动态，耐心讲述情绪与疾病的关系，消除患者的自卑和恐惧感，减轻精神负担和心理压抑，使之正确认识疾病、对待病症，调动患者的积极性，对早日康复有实际意义。

七、出院指导

复合型颅脑损伤患者与其他疾病恢复期治疗不同，出院并不意味着治疗的结束。根据恢复程度的不同，有不同的用药指导。恢复良好的患者可对症用药。头痛可用镇痛药，但不宜用麻醉药或吗啡类药品以免成瘾，常用罗通定。头晕可服苯海拉明。植物生存状态可输注神经细胞活化药或刺五加等，并向家属讲解药物的用法、用量、作用及不良反应，并请其复述，以确保用药的安全与效果。在用药过程中定时用药、定期检查，如有不适及时就诊。

第五节 • 颅脑损伤并发症和后遗症

颅脑损伤有很多种并发症，如肺部感染、神经损伤、脑积水等；后遗症如大小便失禁、认知功能障碍、癫痫等。

一、护理观察要点及护理措施

1. 肺部感染

颅脑损伤患者应早期采取预防性护理干预措施，预防肺部感染措施如下。

（1）加强基础护理　患者取平卧位，头偏向一侧，抬高床头15°～30°，利于口腔分泌物排出；及时清除呼吸道分泌物、呕吐物及血液等，防止胃内容物反流而误吸。患者伤后早期病情复杂，应密切观察病情变化，监测神志、瞳孔及生命体征的变化，监测呼吸功能，观察呼吸频率、节律和呼吸类型。

（2）保持呼吸道通畅，进行分类管理　对神志清楚患者，护士要教会患者有效咳嗽、咳痰，清除呼吸道异物、痰液。对已行气管插管或气管切开患者，在采取抽吸痰液时，应注意吸痰指征。有报道，肺部感染的危险性随吸痰次数的增加而增加，只有当患者出现气道分泌物潴留的表现时，才有指征抽吸。因此，一方面要防止吸痰过于频繁导致气管黏膜损伤；另一方面要防止吸痰不及时造成气道不畅、通气量下降、窒息等。

2. 面神经损伤

面神经损伤者存在眼睑闭合不全，容易导致角膜炎症，甚至溃疡。医护人员在日常护理中应该给予氯霉素滴眼液、金霉素眼药膏，并告知患者或家属分别于日间、夜间滴眼。由于面神经受损，患者进食过程中口腔易残留食物残渣，须加强口腔护理。由于吞咽障碍患者不能经口进食，口腔运动减少，口腔的自净作用减弱甚至消失，容易发生口腔内的细菌感染。医护人员应根据患者口腔pH选择合适的漱口液，应特别注意口腔软腭处有无痰液残留。

3. 脑积水

脑积水患者术前护理：护理人员应针对性地给予健康宣教，使患者或家属了解手术的相关知识和现状，消除其不安心理，提高其心理承受能力，消除顾虑及紧张情绪，做好充分的术前心理准备，树立战胜疾病的信心，以取得最佳的手术配合；并指导患者配合医生行腰椎穿刺检查或置管术，及时留取脑脊液标本送检，行脑脊液常规、生化、细菌培养检查，所有指标必须均在正常范围；腰椎穿刺测定颅内压，作为选择不同规格分流管和体外设定阀门系统压力的标准。临床经验通常为阀门系统的压力设定低于腰穿测定压力的20～30cmH_2O。

脑积水术后护理要点如下。

（1）加强基础护理　密切观察患者生命体征、神志、瞳孔的变化，取平卧位，头偏向一侧，抬高床头15°～30°，密切观察术后颅内压增高（分流不足）或降低

（分流过度）的相关症状。观察有无术后出血、感染等并发症。

（2）分流管护理　①观察术区皮肤有无红肿、压痛等皮下感染征象，保持术区皮肤清洁干燥，定期检查切口及皮下隧道有无积液，保持引流管通畅，避免导管扭曲梗阻。②昏迷患者，从术后 6h 开始，每 2h 翻身 1 次，积极行拍背、吸痰等呼吸道管理。清醒患者，术后 24h 后即鼓励下床活动。③对于选用固定阀门系统的患者，术后第 2 天起间断按压分流泵，每日按压 2～3 次，每次 10 下，以促进脑脊液引流通畅和了解分流装置有无梗阻，保持分流管通畅，减少堵管的发生。对于选用可调压力阀门系统者，定期测定阀门系统的压力，每周 1～2 次，使压力保持在术前所设定的范围。④术后复查头颅 CT，与术前比较脑室大小、形态和间质水肿的变化。⑤对于脑室缩小不明显的患者，术后行腰穿测压检查，根据术后测定压力，调整阀门系统设定的压力。对不可调压的阀门系统，增加每日按压的频率。

二、饮食指导

给予患者流质饮食，鼻饲每次不得超过 200mL，间隔时间不少于 2h。

面神经损伤患者，少吃或不吃冰冻饮料，以免再次损伤面神经或使损伤加重。

三、作息指导

注意多休息，尤其是面神经损伤患者减少受凉着风，注意保暖。形成规律的作息。

四、用药指导

预防性用药：早期应联合使用抗生素，根据痰培养及药敏试验来选择或调整抗生素。痰培养显示病原微生物多为革兰阴性菌，药敏结果常显示头孢菌素、亚胺硫霉素、喹诺酮类作为临床首选用药。

脑积水患者在治疗的同时应加强营养支持，改善肺部生理，提高机体免疫力，控制致病菌，预防并发二重感染。针对脱水治疗、激素治疗、冬眠低温治疗等非手术治疗对患者呼吸功能产生的影响，采取相应的治疗和护理措施，保持呼吸道通畅，预防下呼吸道感染。

脑积水患者密切关注颅内压情况，必要时给予脱水降颅压药物。

面神经损伤患者遵医嘱给予营养神经药物等治疗，观察用药反应及效果。

五、康复训练

1. 面神经损伤

（1）吞咽训练　吞咽训练是康复训练的重要内容，应尽早进行。除深昏迷外的意识障碍患者尚未完全丧失吞咽功能，且咽下肌群未发生失用性萎缩，对于意识障碍者应定时喂少量水训练。医护人员可让意识清醒患者对着镜子训练口、咽部肌肉张力，舌功能及发音等，并对咽部进行冷刺激。冷刺激可提高区域的敏感性，使吞咽反射更强烈。吞咽训练成功后（以能否做主动运动为标准），患者可进行摄食训练。

（2）体位　患者取直坐位或半坐仰卧位，头稍向前20°，身体也可倾向健侧30°，使食物由健侧咽部进入食管，防止误咽。选用密度均匀、黏性适当、不易松散的食物。此类食物在通过患者的咽和食管时易变形且很少在食管黏膜上残留。黏稠的食物比较安全，它能很好地刺激患者的触、压觉和唾液分泌，使患者吞咽变得容易。

2. 脑积水康复训练

（1）加强语言功能训练　对于失语患者，根据语言心理学原理，可每日安排一些发音器官运动操，如叩齿、弹舌、咬唇运动、鼓腮运动、吹口哨练习及深呼吸运动等。

（2）肢体运动功能训练　有肢体功能障碍者，应被动活动肢体，以减轻功能障碍，防止肌肉萎缩。上肢锻炼指导方法：将患肢处于功能位，按摩患侧肢体，活动腕、肘、肩关节，活动幅度由小到大。下肢锻炼指导方法：按摩患肢使肌肉松弛，做患肢各关节的屈、伸、内旋、外展运动，向不同方向挤压关节等，以预防肌肉萎缩、关节挛缩、疼痛等并发症。

（3）生活自理能力训练　指导患者首先学习用手提物、放下，逐步提放较大和较小物件，如皮球、筷子、笔、纸等。练习各种捏握方法，进而学习使用匙、梳、刷子等。在学好抓握基础上练习自己洗脸、刷牙、梳头、洗澡，开始时有人帮助，特别是洗澡。同时，加强对家属的指导，使患者获得归属和感情上的满足，以及生活自理的满足感。对认知障碍者，做好智能及心理康复。

（4）经常给予听视等刺激，有意识地让患者记忆、判断，促进脑功能恢复。

六、心理指导

患者因面瘫、吞咽功能缺损、构音障碍、面容形象发生变化，易产生自卑感。患者缺少与社会的联系与交流，易出现抑郁、性格和行为改变，甚至轻生厌世。康复训练计划的顺利实施取决于患者对训练的合作态度。护士应多关心患者，多进行交流，让患者及家属观看成功病例，并协调好家庭支持系统，使患者树立战胜疾病的信心。

七、出院指导

面神经损伤患者应注意不能用冷水洗脸、刷牙、漱口，少吃或不吃冰冻食品，注意天气变化，春夏季节不要在窗口、露天等风口处睡觉。适当参加体育锻炼，增强体质，保证充分睡眠，避免过度劳累。

脑积水分流手术患者一般需终身带管，出院前应向患者及家属详细指导分流泵按压（注意按压时应让分流泵弹起后再次按压），定期来院测定阀门系统的压力。患者要注意自我保护，保护切口及避免分流管区受压和过度扭曲，如出现头痛、头晕、恶心、呕吐、视力障碍或昏迷程度加深等情况，及时来院就诊。

第六节 • 脊髓损伤

脊髓损伤可分为原发性损伤和继发性损伤，前者是在受伤瞬间各种原因造成的脊髓不可逆损伤，临床尚无有效治疗措施。继发性损伤是原发性损伤之后各种因素引起的脊髓损伤，许多复杂的生物化学过程参与其中，包括缺血缺氧、电解质变化、自由基产生、脂质过氧化、细胞凋亡等机制。脊髓中的神经元细胞对于缺血缺氧的耐受力差。脊髓一旦出现损伤，恢复功能的可能性很小。继发性损伤时间从伤后数分钟持续至数周不等。脊柱出现骨折或错位而引发的脊髓损伤，多是在外伤作用下导致的脊柱受到压力发生弯曲、变形，脊神经受到损伤，且脊髓功能结构受到损害。因受损伤水平不同，导致患者损伤水平以下的运动、感觉消失，患者可出现性功能障碍以及大小便失禁等情况，影响患者日常生活的方方面面。

一、护理观察要点及护理措施

1. 基础护理

严密监测患者的生命体征，保持呼吸道通畅，及时吸氧，痰液黏稠及时吸痰，呼吸困难者必要时进行气管切开。向患者详细讲解平卧硬板床的原因和重要性。翻身时不弯腰、不扭转，护士用手托住患者肩部、臂部保持局部固定。翻身不当或经常翻身容易引发严重的并发症，所以尽量减少不必要的翻身，翻身尽量与给患者擦浴、换药、注射等同时进行。翻身后注意摆正患者肢体的功能位。翻身一般白天 2 次，夜晚可适当延长时间，以保证患者睡眠。密切关注伤口情况，有无渗血、肿胀，及时更换敷料。密切观察引流是否通畅，以及引流液的颜色、量的变化，为防止血凝块、坏死组织等堵塞管道，定时按压。认真记录引流液的颜色、性质和量，同时关注伤口有无渗血和渗液，发现异样应及时告知医生，随时保持敷料的干燥清洁。一般术后 48～72h 引流量每日少于 30～50mL 即可拔管。

2. 泌尿系统的护理

脊髓损伤后，造成支配膀胱的神经中断，生理功能丧失，容易发生尿潴留、膀胱输尿管反流及尿路感染等并发症。尿路感染是脊髓损伤最常见的并发症，容易导致肾衰竭，严重者甚至导致死亡。进行膀胱功能康复训练，使膀胱恢复贮存及排尿功能十分重要。脊髓损伤患者泌尿系统的康复过程包括三个阶段，即留置导尿、间歇导尿和建立反射性膀胱。留置导尿时应严格无菌操作，采用一次性密闭式集尿系统，应避免导管受压、扭曲、堵塞等，保持尿液引流通畅。引流管和集尿袋的位置应在膀胱水平以下，方便随时倾倒尿袋中的积尿。尿液引流管及尿袋要每日更换，导尿管每周更换一次。并指导患者及家属操作，为以后回归家庭做好准备。女性患者，用0.1%苯扎溴铵（新洁尔灭）棉球，从尿道口开始向外擦洗，每天2次，每周更换尿管1次，并定时检查尿常规，进行中段尿培养。护理中鼓励患者多饮水，每日饮水应在2000mL左右，当出现尿液浑浊、出汗及发热等情况时应增加饮水量。

3. 压力性损伤的预防及护理

脊髓损伤患者需要长期卧床，体位经常保持固定，骨突部的皮肤很薄，皮下组织容易受压发生坏死，导致压力性损伤的形成。因此在护理时应及时更换床单位、内衣，用泡沫敷料保护骨突处，也可用气垫床，防止受压。及时用温水（45℃左右）擦拭被大便、伤口渗出液污染的皮肤，手法应轻柔。每2h进行一次翻身拍背，以促进血液循环。要保持床铺平整、松软、干燥、无碎屑，保持患者皮肤清洁。

4. 呼吸系统的护理

脊髓损伤患者长期卧床容易发生呼吸道感染，室内温度要适宜，空气要清新。定时协助患者翻身，同时给予叩背，鼓励患者进行深呼吸练习，保持呼吸道通畅。如有痰液，应用力咳嗽促进痰液排出，以预防发生坠积性肺炎；如果痰液难以咳出时，及时给予祛痰药或雾化吸入稀释痰液等，促进痰液排出，并根据痰培养结果应用敏感抗生素。

二、饮食指导

骨折患者实施手术治疗后，可能会导致胃肠功能紊乱以及消化系统功能下降，因此，护理人员应注意叮嘱患者多食用富含膳食纤维的食物、高蛋白食物，并注意食物营养比例搭配，应注意增加摄入适量的蔬菜以及水果；如患者出现便秘，医护人员可适当对患者的饮食结构进行调整，如有必要，可采取药物治疗缓解便秘。医护人员与家属共同监督，为患者搭配合理的饮食，同时督促患者多摄入水分，保证患者的饮食规律且安全健康。

三、作息指导

早期患者多卧床休息，受损不严重患者一周可下床活动，以避免下肢血栓形成。患者应避免重体力劳动。受损严重患者，在康复师、医生、护士指导下做好康复训练。

四、用药指导

甲泼尼龙、利鲁唑、神经节苷脂、钙拮抗药、一氧化氮合酶抑制药均对脊髓损伤具有一定的治疗作用。

五、康复指导

根据患者的不同身体状况，以及在不同阶段的康复护理措施，协助患者适当进行功能锻炼，同时实施常规护理以及康复治疗。医护人员应仔细认真向家属以及患者本人讲解有关功能锻炼的方法及意义，同时在家属以及患者的共同协同作用下，对患者继续以肢体关节以及四肢为主的按摩，促进患者全身的血液循环，可有效防止关节挛缩、骨质疏松以及肌肉萎缩等的发生。

六、心理指导

脊髓损伤后，可能会出现严重的疼痛以及肢体瘫痪，生活不能自理，患者在遭受生理疼痛时，其心理也受到了严重打击。很多患者在双重创伤下，极易出现情绪失常，更为严重者可能会出现轻生行为。护理人员在了解患者心情以及病情的同时，应对患者保持理解，并对其表示足够的尊重，同时与患者进行沟通，与家属共同给予患者鼓励，让患者充分了解自己所患病症，了解如何治疗，也可向患者讲解成功治疗的案例，增强患者接受治疗的信心。如患者提出要求，在一定的规范要求的前提下，可尽量予以满足。

七、出院指导

患者出院后需继续开展肢体锻炼功能训练，护理人员应指导患者按时活动肢体关节，按摩肌肉以避免肌肉萎缩，增强肌肉力量。并且要求患者谨遵医嘱，按时服药，注意劳逸结合，避免重体力劳动，同时每周锻炼 2～3 次，根据护理人员制定的科学饮食计划来进食。

第七节 • 脊髓神经损伤

脊髓神经损伤分为：①裂伤，锐性的有玻璃、小刀及剃须刀等；钝性的有电扇叶、螺旋桨、骨折时的骨碎片等，枪伤及炸弹碎片也属于裂伤。②挫伤或擦伤，四肢、臀部及肩部的软组织严重击伤会产生挫伤或擦伤。③牵拉伤，牵拉或牵引受伤，最常见于肩关节的肢体活动，胎儿难产时会出现牵拉伤。部分牵拉损伤可能会好转，但大多数仍需手术。严重的神经牵拉伤包括神经根在内的大范围，手术可能需要很长的移植神经，有时牵拉力量产生许多水平不同程度的损伤，预后较差。④压迫伤，神经压迫可以出现在许多场合，手术的麻醉、使用毒品中毒而睡眠异常深的时候，以及外来的和自身的肢体都可以压迫、损伤神经。实验证明在中度压迫时神经节旁髓鞘形成伴髓鞘陷入，继而脱髓鞘，更严重的有瓦氏变性，处理的关键是预防。大血管损伤引起的动脉瘤囊及动静脉瘘（AVF）也能压迫附近的神经引起损伤，出现搏动性肿块、血管杂音及震颤即能诊断。骨折或其他损伤引起的水肿或压迫也可出现压迫伤，如缺血性肌挛缩，肌无力可能继发于肘部闭合性骨折手法复位及固定后，常伴有肌肉肿胀和出血并进入到前臂的前部分，缺血性肌挛缩是在肘部水平骨与纤维束之间的臂动脉密封受压所致。前臂钝器伤，如桌球棒或棒球棒击伤也会引起软组织水肿压迫神经，肌电图有助于早期诊断。缺血如果严重到缺血性肌挛缩可以引起严重的神经内瘢痕形成，可累及正中神经、桡神经及尺神经。与缺血性肌挛缩相关的情况也可出现在下肢，影响腓神经。

一、护理临床要点及护理措施

1. 术前准备

除术前常规检查外，应特别注意患者有无合并贫血、高血压、低蛋白血症及便秘，如发生这些情况需先行纠正。嘱患者预防感冒，戒烟，指导其有效呼吸和咳嗽，增加肺部通气量，预防肺部感染。指导患者合理饮食，保证充足睡眠。头颈正中及胸腰背部备皮，进行手术前的适应性训练主要包括体位、呼吸、排便方式三方面。练习床上俯卧位、侧卧屈膝位、仰卧位以及半侧卧位，每天 2 次或 3 次，每次 2～3h。如果是胸段的止痛手术，应训练患者进行腹式呼吸，而腰段的止痛手术则训练胸式呼吸，以减少不当呼吸运动加重手术部位的疼痛。训练患者进行床上大小便。手术前 1 天监护室护士进行随访，向患者讲解手术的目的和护理方法，介绍监护室环境，增加患者对监护室的感性认识，消除紧张、焦虑等心理，通过随访取得患者的理解与配合，同时观察患者双下肢感觉、运动、肌力等情况，以便术后进行比较。

2. 病情观察

全身麻醉术后清醒返回监护室，给予患者去枕平卧 24h，心电监护，持续低流量吸氧，禁食水 8h，观察患者意识、瞳孔、生命体征、血氧饱和度，有无恶心呕吐及情绪变化，有异常及时报告医生，采取相应的处理，以减少并发症的发生。

3. 手术切口护理

保持监护室环境清洁，温度适宜。手术后3天内每日更换伤口处无菌治疗巾，保持切口敷料干燥，观察切口敷料有无渗血、渗液。若有清亮液体流出，多为脑脊液漏；若切口处渗血，考虑切口缝合线崩开，均应及时通知医生。患者术后多放置硬膜外引流管，护理人员应注意固定硬膜外引流管，保持引流管通畅，观察引流液的颜色、性质和量，并记录24h总量。防止引流管打折、脱落。引流液颜色常为暗红色血性液体，引流量通常在50～100mL，发现异常及时通知医生。

4. 体位护理

术后患者以仰卧位为主，侧卧屈膝位及半侧卧位为辅。给予轴线翻身，每隔2h翻身1次，防止发生压力性损伤。翻身时要保持颈、肩、躯干呈一条直线，至少2人帮助翻身，1人扶头、肩，另1人扶躯干、四肢，同步进行翻身，并注意患侧肢体的摆放，侧卧时身体与床成45°，避免脊柱扭伤，防止脊髓损伤。避免患侧肢体受压，影响静脉回流。为防止脊柱前后、左右移位，尽可能地按照脊柱的生理弧度安置体位。胸腰段的止痛手术后在腰部下垫薄枕或水垫，高度4～5cm。膝关节后可垫软枕，将双膝关节屈曲130°～140°，减少腹壁张力，降低腹压以及由此造成的椎管内压力增高。

5. 其他

每隔2h给予患者轴线翻身1次，翻身的同时给予叩背，叩背时注意呼吸深度，以利于肺的扩张。鼓励患者咳嗽，排出呼吸道分泌物，减少肺部感染的发生。患者双下肢穿戴抗血栓压力带，以避免静脉血栓形成。

6. 疼痛观察

清醒后评估患者疼痛减轻情况，与术前疼痛评分对比，记录疼痛减轻程度，若疼痛改善不明显，必要时遵医嘱给予止痛药。观察疼痛变化的同时还要注意患者双下肢感觉、运动、肌力、足背搏动等情况有无异常，并与术前进行比较，发现异常及时通知医生。

7. 并发症护理

并发症主要为脊髓损伤，包括与毁损节段相对应的感觉减退或感觉缺失区域扩大、相邻节段痛觉过敏、本体感觉障碍、肌力下降和尿潴留，其发生率较低。其他神经功能障碍多为一过性，与毁损热效应导致同侧后柱、皮质脊髓束和相邻脊髓节段水肿有关。护理措施参见第六节脊髓损伤。

二、饮食指导

术后第2天遵医嘱给予流食，逐渐过渡到高蛋白、高维生素的半流食和普食。饮食后用生理盐水或者根据医嘱使用漱口液为患者做口腔护理，每天4次，保持口腔清洁、舒适，增加食欲，口唇涂液状石蜡，以防止口唇干裂。术后患者常伴有不同程度的反胃、恶心、呕吐症状，对其术后正常饮食不利。对此，护理人员可指导患者采用流质饮食逐渐向固态食物递进的方案，逐渐恢复正常饮食。术后忌食辛辣、生冷、油腻等食物，以高维生素、高膳食纤维、高蛋白质食物为主要摄入对象。

三、作息指导

嘱患者多卧床休息，夜间睡硬板床，减少腰、背部活动及负重。养成规律的生活习惯。

四、用药指导

多数患者镇痛药服用量维持在术前水平，并于术后1个月开始缓慢减量，以避免出现乏力、失眠、心悸、出汗、头晕、头痛、失眠、焦虑、烦躁等药物撤退反应。术后早期给予甲泼尼龙冲击治疗来减轻脊髓损伤，并同时给予奥美拉唑静脉输注，以预防甲泼尼龙冲击治疗引起的消化性溃疡穿孔或出血等不良反应的发生，护士注意观察患者胃肠道反应，如有呕吐，注意呕吐物的性质，有异常及时通知医生。

五、康复指导

根据医嘱进行功能锻炼，早期以卧床被动锻炼为主，包括屈曲踝关节、膝关节、髋关节，等长收缩股四头肌，直腿抬高练习等。术后2周遵循循序渐进原则予以主动功能锻炼，包括坐位训练、站位训练、下床活动等，均需保持躯体直立，避免弯腰、下蹲、扭腰等训练内容。循序渐进地进行康复训练，包括早期翻身、床上活动、被动关节活动、坐位平衡、步行和上下楼活动、生活能力训练和语言训练等。抓住神经功能恢复的黄金时期，利用各种方式刺激运动通路上的各个神经元，调节其兴奋性，以获得正常的运动输出，恢复神经功能和肢体运动能力。理疗模块主要采用按摩这种简单易学、易掌握的护理方法，通过穴位按摩可以达到沟通内外、联系肢体、运行气血、营养周身、抵御外邪、保卫机体的作用。穴位按摩可通过促进肢体的血液循环，刺激神经功能的恢复。而且按摩还能增强肢体局部营养，使筋脉得到疏通，达到灵活关节运动，提高活动功能的目的。通过合理的康复训练和按摩理疗模式，有效促进患者神经功能的恢复。

六、心理指导

疾病加之疼痛时间较长且剧烈，因此大部分患者情绪不稳定，有的患者甚至出现自杀倾向，严重影响患者的身心健康。护士应密切注意患者的情绪变化，多与患者沟通，建立良好的护患关系，了解患者的生活习惯、性格特点及病情所需，关注患者的疼痛性质、疼痛发作形式及疼痛都位，帮助患者熟悉病房和周围的环境，护理人员要有耐心和同情心，使患者建立战胜疾病的信心，减轻患者的心理负担。介绍患者与同病种患者交流，解除患者顾虑，得到患者的充分信任，使其主动配合治疗。向患者讲解术后正确佩戴颈托的方法，帮助患者选择型号合适的颈托，术前进行试戴。

七、出院指导

向患者和家属介绍佩戴腰围或颈托是为了保持脊椎的稳定性，帮助恢复功能，提高疗效，至少佩戴3个月。详细讲解腰围或颈托的佩戴、脱取、使用、保养等方法，并指导其能正确操作。手术切口勿沾水、勿抓挠，有痒感时可用75%乙醇擦拭。如有发热，切口红、肿、热、痛等现象应及时就诊。嘱患者避免过度劳累，注意休息，定期复查。夜间睡硬板床，减少腰、背部活动及负重，定期入院复查。

第二章 中枢神经系统感染

第一节 • 颅内细菌感染

随着新抗生素的出现、细菌学检测技术的进步、影像学水平的提高以及外科手术技术的完善，使颅内细菌感染的治疗取得了巨大进步，以前病死率很高的疾病现在已经能够治愈。但是，颅内细菌感染（intracranial bacterial infections）仍是神经外科的一个严重问题，不少患者因未能得到及时诊断和治疗，发生不可逆的神经系统损害，甚至死亡。因此，早期发现、及时有效的治疗不仅可挽救患者的生命，而且能最大限度地恢复患者的神经功能。该病通常为暴发性或急性起病，少数为隐袭性发病。初期常有全身感染症状，如畏寒、发热、全身不适等，并且有咳嗽、流涕、咽痛等呼吸道症状，头痛比较突出，伴呕吐、颈项强直、全身肌肉酸痛等；精神症状也较常见，常表现为烦躁不安、谵妄、意识朦胧、昏睡甚至昏迷。有时可出现全身性或局限性抽搐，在儿童尤为常见。检查可发现明显的脑膜刺激征，包括颈项强直、克尼格征及布鲁津斯基征阳性。视乳头可正常或充血、水肿。由于脑实质受累的部位与程度不同，可出现失语、偏瘫、单瘫及一侧或双侧病理征阳性等神经系统的局灶性体征。由于基底部的炎症常累及颅神经，故可引起眼睑下垂、瞳孔散大固定、眼外肌麻痹、斜视、复视、周围性面瘫、耳聋及吞咽困难，颅内压增高也较常见，有时可致脑疝形成。

一、护理观察要点及护理措施

1. 高热的护理

给予患者头置冰袋，物理降温，体温超过 39℃ 给予乙醇擦浴，并保持病室安静、空气新鲜。绝对卧床休息，每 4h 测体温 1 次，并观察热型及伴随症状。鼓励患者多饮水，必要时静脉补液。出汗后及时更衣，注意保暖，体温超过38.5℃时，及时给予物理降温或药物降温，以减少大脑对氧的消耗，防止高热惊厥，并记录降温效果。

2. 抽搐的护理

加床档，防止坠床。对烦躁不安的患者，要加强防护措施，以免发生意外，必要时给镇静药。及时排出呼吸道分泌物，保持呼吸道通畅，防止阻塞；平卧位，头偏向一侧，以利口腔分泌物和呕吐物排出，防止吸入性肺炎；保护患者，四肢大关节处用约束带，防止骨折。

3. 日常生活护理

协助患者进行洗漱、进食、大小便及个人卫生护理。做好口腔护理。呕吐后帮助患者漱口，保持口腔清洁，及时清除呕吐物，减少不良刺激。做好皮肤护理，及时清除大小便，保持臀部干燥，必要时使用气垫等抗压力器材，预防压力性损伤的发生。注意患者安全，躁动不安或惊厥时防坠床及舌咬伤。

4. 监测生命体征

若患者出现意识障碍、囟门与瞳孔改变、躁动不安、频繁呕吐、四肢肌张力增高等惊厥先兆，提示有脑水肿、颅内压升高的可能。若呼吸节律不规则、瞳孔忽大忽小或两侧不等大、对光反射迟钝、血压升高等，应注意脑疝及呼吸衰竭的可能。应经常巡视、密切观察、详细记录，以便及早发现，给予急救处理。

5. 吸氧护理

对患者进行低流量的吸氧护理，同时还需要对患者的心电图进行实时监测。一般情况下，每隔30min对患者进行一次呼吸、脉搏和血压的测量，每隔4h对患者进行一次体温的测量，也就是对患者的身体状况进行实时的监测，避免出现突发状况。同时，血压必须保持在正常范围内，当血压过低时会出现脑缺血或脑水肿等情况。在一定时间内还需要确认患者的瞳孔状态，一旦出现任何问题必须马上通知医师进行处理。

二、饮食指导

给予高热量、高维生素、高蛋白饮食，必要时给予营养支持疗法。保证足够热量摄入，按患者热量需要制定饮食计划，给予高热量、清淡、易消化的流质或半流质饮食，少量多餐，预防呕吐发生。注意食物的调配，增加患者食欲。频繁呕吐不能进食者，应注意观察呕吐情况并静脉输液，维持水电解质平衡，监测患者每日热量摄入，及时给予适当调整。必要时给予静脉高营养治疗，以改善患者的全身营养状况，增加手术的基础条件。

三、作息指导

根据患者情况决定日常活动量，烦躁不安的患者加强防护措施，防止发生意外。保持良好的生活习惯，保证充足的睡眠。

四、用药指导

了解各种药物的使用要求及不良反应，如静脉用药的配伍禁忌。青霉素稀释后应在1h内输完，以免影响疗效。高浓度的青霉素须避免渗出血管外，以防组织坏死。注意观察氯霉素的骨髓抑制作用，定期做血象检查。静脉输液速度不宜太快，以免加重脑水肿。保护好血管，保证静脉输液通畅。记录24h出入量。

五、康复训练指导

根据患者情况决定活动量，烦躁不安的患者要加强防护措施，防止发生意外。保持肢体功能位，进行肢体康复训练，降低致残率。患者病情平稳后，应尽早进行康复训练，康复训练开始的越早，神经系统恢复的可能越大，愈后越好。康复训练应在早期卧床时开始，注意患者肢体的摆放、被动运动和按摩。偏瘫肢体的综合训练按关节活动的方向及范围缓慢进行，不要操之过急，配合进行气压治疗，促进血液循环，防止深静脉血栓和肌肉萎缩。指导患者按计划进行被动运动，如床边双下肢被动训练、助Bobath握手和单桥式运动，床上翻身，坐起训练，然后过渡到床边坐起、移位训练、床-轮椅训练、电动直立床训练、站立训练、步行训练等。做到运动适度，方法得当，循序渐进，防止运动过量、肌腱拉伤和关节脱位。每日穿插日常生活能力训练和言语训练，逐渐帮助患者恢复生活自理能力和语言功能。

六、心理指导

当患者进行神经外科手术之后，其心理往往会承受巨大的心理压力，有些患者在术后还不能言语或行动，这时就需要对患者进行适当的心理护理。护理人员可以通过温和的语言、和蔼的态度等来鼓励患者，患者可以通过手势、眨眼或书写等方式来提出自己的要求，护理人员在保证其安全的情况下可尽量满足，这样可以使患者更加放松，心情更加愉悦，有利于病情的恢复。

持续发热的患者，精神萎靡，对疾病有恐惧心理及悲观失望情绪，加之长期抗生素治疗效果不佳，对药物治疗缺乏信心，对手术治疗效果及术后并发症存在疑虑。因此，医护人员要帮助患者重新认识疾病，细心讲解疾病发生及转归知识，手术目的、过程及注意事项，树立战胜疾病的信心，增加患者依从性。

七、出院指导

清醒的气管切开患者无法言语、无法表达诉求，加之对病情的担忧，常出现狂躁、不配合、沉默等不良心理，给护理工作带来困难。可根据患者不同的文化程度，通过书写、手势等技巧与患者交流，帮助其建立心理防御机制，缓解患者的负性心理压力。对于吞咽困难者可通过治愈的病例帮助患者建立战胜疾病的信心及康复锻炼的动力。对于面瘫、眼球活动障碍无法恢复患者应做好出院指导，使用滴眼液保护角膜，预防角膜溃疡。

第二节 • 椎管内细菌感染

椎管内细菌性感染（bacterial infections of intra-spinal canal）远较颅内感染少见，在诊断上亦较困难，易因延误诊断而发生不可逆的脊髓功能损害，甚至危及患者生命。一般来说，术后神经功能的恢复与术前神经功能受损的程度有直接关系。因此，早诊早治是处理本病的关键，本病分为硬脊膜外脓肿、硬脊膜下脓肿、脊髓内脓肿。硬脊膜外脓肿（spinal epidural abscess）是一种少见的疾病，常因误诊而造成对患者的损害。近来，由于硬脊膜外麻醉或其他椎管内穿刺性操作的增加，硬脊膜外脓肿的发病率有所增高；人口的老龄化及静脉内药物的滥用亦是本病增多的原因。容易产生硬脊膜外脓肿的因素包括糖尿病、慢性肾病、免疫缺陷、恶性肿瘤、静脉内药物滥用、脊柱手术和外伤等。本病男女发病比例为1∶1，但最近的研究资料显示男性更容易受累。硬脊膜外脓肿较少发生于儿童。硬脊膜下脓肿（spinal subdural abscess）男女发病率几乎相等，发病年龄9～77岁，49～70岁占近半数。大多数由远处的感染灶经血行散播到硬脊膜下间隙，少数继发于腰背部中线的先天性皮肤窦道（或藏毛窦）感染以及脊柱手术或麻醉、腰穿等操作后感染。脊髓内脓肿（intramedullary abscess）很少见，与发病较隐蔽及尸检很少常规检查脊髓有关。本病可以急性发作，也可以是持续较长时间的慢性起病，临床上与硬脊膜外脓肿相似。本病可见于任何年龄，但以儿童和青少年多见，男性较女性多见。

一、护理观察要点及护理措施

1. 病情观察

密切观察患者意识、生命体征变化及全身反应，若出现寒战应及时监测体温，并抽血检验。高热时给予温水、酒精擦浴，也可以用冰袋进行物理降温，降温后及时擦干汗液，注意保暖和补充水分。

2. 术前指导

协助医生及帮助患者完成各种术前检查，及时收集患者的各种检查诊断资料，如CT片及报告单、各种化验单等；指导患者进高营养饮食，增强体质，提高组织修复和抗感染能力；指导患者深呼吸，学会有效地咳嗽、咳痰，练习床上使用便盆；了解患者的全面情况及有无手术禁忌证等。

3. 肠道准备

为防止术中肛门括约肌松弛造成手术污染和防止术后腹胀、便秘等，术前禁食12h，禁饮6h，术前晚及术晨灌肠。由于患者肛门括约肌松弛，常规量灌肠难以保留，故予以多次小量不保留灌肠。灌肠时垫高臀部10cm，灌肠量不超过200mL/次，插管深度12～14cm，缓慢拔管。选用20号～22号肛管，多次灌肠直至排出液澄清无粪质。

4. 术后护理

体位护理：待患者生命体征平稳后给予头低脚高位，并定时轴位翻身（一手托在肩部，另一手托在臀部，保持脊柱平直），俯卧位、侧卧位交替，以防发生压疮。硬膜外麻醉后患者，因交感神经阻滞，周围血管扩张，血压多受影响，故术后应平卧4～6h。平卧能压迫伤口止血，避免脑脊液从手术区硬脊膜损伤处漏出，并可防止残留麻醉药物的影响。头低脚高位的重要性如下。

（1）因术中切开硬脊膜，使脑脊液压力降低，此体位可防止头痛。

（2）防止术后脑脊液漏。

（3）此体位使膈肌上抬，利于减轻腹压。大多数学者认为腹压的升高能引起颅内压相应升高，加之硬脊膜损伤，会增加脑脊液漏的危险。

5. 生命体征的监测

术后常规心电监护，观察生命体征，每30min记录1次。因头低脚高位可使膈肌上抬，对呼吸系统造成一定影响。患者术后2h出现血氧饱和度下降至87%～90%，后经腹式呼吸，单侧鼻导管吸氧30min后，血氧饱和度保持在95%以上。

6. 引流管护理

（1）创口引流管护理　术后放置引流管，既有利于切口愈合，又利于观察有无脑脊液漏。引流管接引流袋，正压引流，无菌操作下更换引流袋1次/天，密切观察引流液的量及颜色变化，做好记录。一般术后当天引流液为鲜红色，24h不超过400mL，第2天、第3天引流量逐渐减少（<100mL）。一般术后3天拔除引流管，伤口加压包扎。

（2）留置导尿管护理　一般选用 16 号带气囊的导尿管，每日更换引流袋，严格无菌操作，保持引流通畅。若患者存在尿失禁，采用白天每隔 2～3h、夜晚每隔 4～6h 放尿 1 次，并按压膀胱区以排出残余尿，观察每次尿量，以利于膀胱功能恢复。

7. 脑脊液漏的防治与护理

预防脑脊液漏除前面所提的体位外，还需控制输液速度。若患者年龄大，滴速应控制在 40～50 滴/min，以防输液过快导致心跳加快，引起脑脊液液体静压增高，增加脑脊液漏的危险。若术后第 4 天发现伤口敷料渗血渗液明显，皮下积液较多，其原因为广泛皮瓣剥离渗血和脑脊液漏。在无菌操作下穿刺抽出不凝固淡血性液，送化验提示蛋白含量高，即予以伤口换药，宽胶布绷紧固定，外加胶带加压包扎，继续头低脚高位。

二、饮食指导

患者由于持续发热，能量消耗多，应注意补充营养，增强机体抵抗力，促进康复。指导患者进食高蛋白、高热量、高维生素、易消化饮食，保持水、电解质平衡。合并糖尿病患者，指导其坚持糖尿病饮食，做到定时、定量，遵医嘱监测血糖水平，正确使用控糖药物，指导患者备好糖块、巧克力等食品，预防胰岛素注射后发生低血糖反应。

三、作息指导

疾病期多卧床休息，注意保持床单位干净整洁，以免引起感染，保证充足睡眠，合理饮食，每日适当床旁活动。

四、用药指导

根据药敏结果给予敏感抗生素静脉滴注，抗生素使用时间为 6～8 周。长期使用广谱抗生素可造成菌群失调，破坏人体生态平衡，引起二重感染，还可使细菌产生耐药性，影响疗效。护理人员必须掌握药理知识，合理使用抗生素，明确给药次数和间隔时间，根据药物半衰期，按规定时间准确给药，并密切观察用药后反应。

五、康复训练指导

锻炼原则为循序渐进、坚持不懈。在控制疼痛的前提下，每 2h 协助患者轴线翻身 1 次。指导患者活动各关节，进行肌肉的静力收缩锻炼，3～4 组/天，每组 5～10min 或以患者能耐受为宜，以预防下肢深静脉血栓形成。

六、心理指导

患者病程长，疼痛剧烈，常有恐惧、悲观，甚至绝望心理。护士应对其进行全面评估，实施心理、生理、社会全方位护理，耐心倾听，引导其倾吐内心的顾虑，用体贴的话语支持和鼓励患者，并以商讨、建议的方式充分调动患者及家属的主观能动性，激起其获得相关知识和信息的欲望，使患者消除思想顾虑，情绪稳定，积极、主动地配合治疗和护理。

对于疼痛患者，护士应给予安慰、鼓励，使其了解自我感受，尊重患者对疼痛的反应。使用 VAS 疼痛评分量表，通过观察患者的表情、面色、饮食及睡眠情况，评估疼痛程度。

症状明显的患者，反复诊治，效果不佳，对治疗信心不足；加之若出现尿失禁，身心均处于疲惫状态。入院时护士应热情接待，详细介绍病区环境、有关规章制度，介绍主管医师和责任护士、科室的技术力量，使患者尽快熟悉新的环境。护士应尽量协助患者满足心理和生理上的需要，使患者尽快适应新的角色，处于接受治疗的最佳状态。

心理护理应贯穿于治疗全过程。

七、出院指导

根据患者不同的健康状况，指导出院后合理休息，避免过度劳累、过早负重；生活规律，保持乐观、稳定的情绪；养成良好的饮食习惯，保持皮肤清洁；继续口服抗生素至术后 3 个月，并嘱患者出院后每周复查血常规、血沉及 C 反应蛋白，每 2 周复查肝功能以及佩戴支具 2～3 个月，出院后 1 个月、3 个月、6 个月及 1 年摄腰椎平片复查。同时提供科室咨询热线电话，并定期进行电话随访，针对患者出现的各种问题，给予及时指导。

第三节 • 脑囊虫病

脑囊虫病系猪带绦虫的幼虫——猪囊尾蚴寄生于人的中枢系统引起的疾患，患者往往是因为多种途径（外来感染：因误食被虫卵污染的蔬菜、瓜果、未完全煮熟的牲畜肉而感染；体内自身感染：患者原有绦虫感染，因剧烈恶心、呕吐、肠胃逆蠕动寄居于肠道的虫体孕节片脱落，逆行至胃，节片内虫卵散出而引致自身感染；体外自身感染：患者粪便中的虫卵污染内裤或床单，转而污染手指取食而感染）进入胃的绦虫卵在十二指肠中孵化成囊尾蚴钻入肠壁，经肠静脉进入体循环和脉络膜，进而进入脑实质、蛛网膜下腔和脑室系统引起脑部损害，出现剧烈的头痛、恶心、呕吐、抽搐、晕厥等症状，若未得到及时处理有可能严重威胁患者生命安全。

一、护理观察要点及护理措施

1. 预防癫痫及癫痫发作的护理

癫痫发作是脑囊虫病患者最常见的临床症状之一，癫痫发作会增高颅内压，加重脑水肿，造成恶性循环。根据医嘱及时、正确用药，预防癫痫发作，加强病情观察，及时发现癫痫发作先兆并处理。避免各种诱发因素，如饱餐、进食刺激性及油腻食物、强光及强声刺激、睡眠不足、过度劳累等，保持大小便通畅，创造安静舒适的休息环境；观察发作先兆，如心慌、烦渴、遗忘、意识障碍、失神等；做好癫痫发作的应急措施，如癫痫发作时，让患者立即平卧，解开患者衣领、裤带，将患者头偏向一侧，压舌板从臼齿处放入，防止舌咬伤，开放气道，保持呼吸道通畅，氧气吸入，建立静脉通路；给予地西泮 10mg 缓慢静脉推注，观察呼吸的频率、节律和深浅度变化；护理人员不得离开患者身边以防发生意外，观察癫痫发作的时间、持续时间、间歇时间、发作频率、抽搐开始部位等。观察抽搐后有无肢体瘫痪、意识改变、瞳孔变化、大小便失禁等；避免用暴力按压患者肢体，以防引起骨折等，做好患者及家属有关癫痫发作的知识宣教，确保患者的安全。遵医嘱使用脱水药，防止出现颅内压增高，使用止痛药物，保证患者的休息。发作缓解后，卧床休息，集中治疗与护理，保持病室安静、光线柔和。使用丙戊酸钠（德巴金）者，观察有无血小板减少、肝功能损害、出血时间延长等不良反应，定期监测血常规、肝功能及血药浓度。出院后继续服药者，指导患者按时服药，避免擅自增减药量或自行停药。

2. 精神异常的护理

脑囊虫病患者在治疗过程中常出现精神异常，所以精神异常的护理尤为重要。由于药物所引起的不良反应以及患者体质的变化，可以引起精神障碍。如用药后出现兴奋躁动、哭喊、唱歌、狂哭、言语零乱、情绪极不稳定等，这类患者主要需镇静治疗。要多关心患者，尽可能使患者感觉舒适，让患者配合治疗。

3. 低钾护理

脑囊虫病患者用药后发生低血钾的较常见。高颅压频繁呕吐、利用脱水药及利尿药可引起低血钾；精神障碍患者使用精神病药物导致的血清钾代谢紊乱，肠功能紊乱、食欲下降、恶心呕吐、腹泻易引起电解质紊乱；因此在用药期间应定时监测血钾浓度及心电图，注意患者的饮食、身体状况、药物反应及发生低血钾的可能症状。根据低钾程度来决定补钾方式，静脉补钾的同时口服钾盐维持效果好。补钾期间严密监测心率、血压、尿量、神志的变化，必要时复查血钾及心电图，创造条件安慰、鼓励、诱导患者进食，多吃含钾的食物。

二、饮食指导

病理检查示脑囊虫病后，在饮食上指导患者进食高蛋白、低脂肪、低盐清淡饮食，少食辛辣刺激性食物，多吃富含维生素、纤维素的食物，并应注意不宜吃生食，食用检疫合格的猪肉，食物要清洗干净，并且饭前便后要洗手，防止外源性或自身性再次感染。

三、作息指导

患者多有失眠、入睡困难等睡眠障碍，护理人员要为患者营造安静的睡眠环境，避免不良刺激，并给予睡眠指导，如睡前热水泡脚、听音乐或者深呼吸、睡前喝热牛奶，为患者安排合理的运动及减少白天的卧床睡眠时间。

四、用药指导

吡喹酮是近年来临床上用于治疗脑囊虫病的有效药物，具有广谱、高效、低毒、口服易吸收、排泄完全、无蓄积作用等优点。但由于疗程长及总剂量大等原因，用药过程中常常出现轻重不一的不良反应，一般情况下，反应比较轻微而且短暂，不影响治疗。轻微不良反应的表现：①常见不良反应。头痛、头昏、乏力为主，其次为失眠、多梦、多汗、嗜睡、肌肉酸痛、肢体麻木、视物模糊。②消化系统反应。腹痛、恶心、肠鸣、口干等，偶见便血、肝区痛，肝功能检查偶有异常发现。③心血管系统反应。胸闷、心悸、期前收缩、心率减慢等，儿童则以心率加快为主。④过敏反应。偶有低热、轻微关节酸痛、皮痒、皮疹等。出现上述轻微反应，一般不需停药，大多在治疗结束后症状可迅速消失。服药后，患者产生的迫害妄想，语言动作的增多，思维奔逸，无端攻击他人，伤人毁物，仇恨等不良情绪或行为，要做好安全护理，保管好危险物品。

五、康复指导

嘱患者循序渐进进行活动，以提高患者的生活自理能力以及环境的适应能力。

六、心理指导

向患者讲解脑囊虫病的相关知识及治疗方法，多与患者沟通，帮助患者解除顾虑。按照患者不同的临床表现采用不同心理的护理方法，让患者保持良好心理状态。及时与患者及家属沟通，了解其家庭状况及经济状况，根据能力帮助其解决实际困难，以提高家属对患者的支持。应告诉患者治疗期间可能出现的不良反应，并请已治愈的患者现身说教，让患者增加理解，从而做到心中有数，配合治疗。此类患者由于长期紧张、抑郁、情绪低落、自信心不足、对疾病缺乏认识，护理人员要向患者讲解治疗、愈后等方面的相关知识，指导患者参加娱乐活动，如健身、跳舞、唱歌，增加患者的生活兴趣，培养良好的爱好，调节患者的生活，改善不良情绪。

七、出院指导

指导患者出院后不应过度劳累，生活有规律，不吃刺激性食物，禁饮酒，避免从事危险性工作，有癫痫发作史者，禁止单独外出。向患者及家属介绍预防囊虫病的知识，囊虫病是因食猪肉绦虫卵所致，平时注意个人卫生，不吃未经卫生防疫部门检疫的生猪肉及未煮熟的猪肉。做好卫生宣传教育工作，让患者及家属了解发生此病的原因，烹饪时生熟菜刀、砧板分开使用，防止污染。及时根治猪肉绦虫病患者，既可预防他人感染，又可防止自身感染。有癫痫发作者，应继续服抗癫痫药物，逐渐减量维持1～2年，才能停药。服药前应做血、尿常规和肝、肾功能检查，以备对照。保持大小便通畅，加强饮食宣教，指导患者多进食蔬菜、水果等高纤维食物，或在食物中添加适量麻油，必要时可口服乳果糖等缓泻药，也可遵医嘱给予开塞露肛塞通便。避免用力排便导致颅内压增高，诱发癫痫的发作。

第三章

中枢神经系统肿瘤

第一节 • 脑膜瘤

脑膜瘤（Meningiomas）是起源于脑膜及脑膜间隙的衍生物，发病率占颅内肿瘤的 19.2%，居第 2 位，女性：男性为 2：1，发病高峰年龄在 45 岁，儿童少见。许多无症状脑膜瘤多为偶然发现。多发脑膜瘤偶尔可见，文献中有家族史的报告。50%位于矢状窦旁，大脑凸面、大脑镰旁多见，其次为蝶骨嵴、鞍结节、嗅沟、桥小脑与小脑幕等部位，生长在脑室内者很少，也可见于硬膜外。其他部位偶见。

脑膜瘤的发生可能与一定的内环境改变和基因变异有关，并非单一因素造成，可能与颅脑外伤、放射性照射、病毒感染以及合并双侧听神经瘤等因素有关。通常认为蛛网膜细胞的分裂速度是很慢的，上诉因素加速了细胞的分裂速度，可能是导致细胞变性的早期重要阶段。

脑膜瘤属于良性肿瘤，生长慢，病程长。因肿瘤呈膨胀性生长，患者往往以头痛和癫痫为首发症状。根据肿瘤位置不同，还可以出现视力、视野、嗅觉或听觉障碍及肢体运动障碍等。在老年人，以癫痫发作为首发症状多见。颅内压增高症状多不明显，尤其在高龄患者。在 CT 检查日益普及的情况下，许多患者仅有轻微头痛，甚至经 CT 扫描偶然发现为脑膜瘤。因肿瘤生长缓慢，所以肿瘤往往长得很大，而临床症状还不严重。邻近颅骨的脑膜瘤常可造成骨质变化。

一、护理观察要点及护理措施

（1）密切观察患者生命体征、神志、瞳孔、血压，若有异常，应及时处理。评估疼痛程度，观察患者疼痛伴随症状，如面色、呼吸、血压变化，尤其是瞳孔变化情况。

（2）遵医嘱使用镇痛药和脱水药，缓解疼痛。可能出现局部脱发、皮肤瘙痒，嘱患者不能抓、挠，以防止皮肤溃烂，影响治疗。对于瘙痒严重者，可以轻轻叩击局部，必要时可以用止痒水。不得用刺激的清洗剂清洗。

（3）大脑凸面脑膜瘤受压明显时可有精神症状，在护理时应注意保护，加强巡视，给予专人陪护。

（4）肿瘤位于矢状窦旁、桥小脑、脑室等部位时，注意观察患者的肢体活动。有癫痫病史者需注意观察癫痫发作的先兆症状、持续时间、性质、次数，按时服用抗癫痫药，并设专人陪护。

（5）避免患者受到损伤，床头备开口器、压舌板。避免患者独自外出。癫痫发作时护士双手扶住患者头部，协助患者立即平卧，将压舌板放入磨牙之间，防止咬伤，同时防止撞伤头部。

（6）将有癫痫发作史的患者床号、姓名写在提示板上，使各班护理人员心中有数，重点护理。对一侧肢体功能缺损明显者，翻身时幅度不可过大、速度不可过快，下床时先下健侧。

（7）术后保持引流通畅至关重要。应经常挤压引流管，以保持通畅，引流袋应低于引流管出口位置，以免引起逆行感染。告诉患者及家属翻身时勿牵拉、按压引流管，并注意避免各种管道的扭曲、脱出。注意引流液的量及颜色，如第一个 24h 头部引流量超过 500mL，说明有活动性出血。如引流液颜色由浅变深时，或切口敷料渗血较多，应及时告诉医生，以便及时采取措施。吸氧时，告知患者勿拔出氧气管，并严禁在室内吸烟，以免发生意外。

（8）颅脑手术后主要是防止脑水肿或继发性出血。如患者出现神志改变或头痛、呕吐时应及时报告医生。其次鼓励患者咳嗽排痰，以增加肺活量，并随时清除口、鼻腔分泌物，保持呼吸道通畅，防止肺部并发症。同时注意口腔、皮肤清洁，饮后漱口，每日用温水擦身 1～2 次。鼓励多饮水，以冲洗尿道，勤换衣服，注意预防泌尿系感染。多食粗纤维食物或每天按摩腹部，防止便秘引起颅内压升高。还应注意定时翻身，每 1～2h 1 次，特别是有肢体功能运动或感觉障碍者，应按摩皮肤受压处及被动活动肢体，保持床单清洁干燥，以预防压疮发生，防止肌肉萎缩，减轻功能障碍。

二、饮食指导

为恢复体质、预防便秘，患者应加强营养，进食高热量、高蛋白、富营养、粗纤维、易消化的食物，禁食酸辣刺激性的食物，严禁烟酒。

一般术后患者清醒后 6h 无吞咽障碍可进食少量流质饮食，第 3 天后改为半流质食物，然后过渡到普食。

三、作息指导

疾病初期患者需多卧床休息。恢复期每日规定起床及入睡时间，规定每日训练时间及运动量、三餐进食时间，使其形成正常生理节律。

四、用药指导

指导患者正确服药，交代服药次数、时间、剂量及注意事项。如吡拉西坦，每日 3 次，每次 4 片，餐后服。

五、康复训练指导

(1) 肢体功能锻炼　术后出现偏瘫的患者需特别重视肢体的功能训练，卧床期间可由家属协助做肢体被动功能锻炼；病情缓解后鼓励做主动活动，如做站立练习。开始训练时可以背靠墙、扶拐杖等，以保持身体支撑点和平衡感；同时进行坐站练习、登台阶练习以改善下肢肌力。患侧上肢主要做各关节的主动练习，如抓、提、捏等精细动作，提高掌指关节活动的灵敏性和准确性。

(2) 语言康复练习　如患者出现语言障碍，首先要给予患者足够的信心，从简单的单音、双音开始练习，逐渐过渡到句子，对于患者的每一点进步都及时给予赞扬和鼓励。积极引导患者正确表达，使其在锻炼的同时保持心情愉悦。

(3) 生活自理能力练习　随着患者肢体功能的锻炼，慢慢地要训练患者的生活自理能力，引导患者做一些力所能及的事情，如学习使用梳子、刷子，练习自己洗脸、洗澡、用手摄入食物等。具备简单的独立生活能力会使患者获得感情及生活自理的满足感。

六、心理指导

应做到热情接待患者，介绍病区环境、规章制度、主治医师及负责护士，消除陌生感，满足患者的需求，有计划地与患者沟通交流，鼓励患者表达心中感受，有针对性地采取疏导措施，给予安慰支持。帮助患者结识其他病友，鼓励家人定期探视。向患者讲解疾病的有关知识、治疗方法及自我保健意识，讲解成功病例，增强其战胜疾病的信心。指导患者放松，如缓慢的深呼吸、全身肌肉放松、听音乐等。

七、出院指导

(1) 合理饮食　疾病的消耗、病痛的折磨、药物不良反应等，往往会让脑膜瘤患者普遍存在不同程度的营养不良、消瘦、贫血、乏力等症状。这些症状不仅会影响患者的生存质量，而且会增加复发风险，因而康复期间一定要重视患者饮食的合理安排。回家后，应鼓励患者多吃高蛋白、高维生素的高营养食物，饮食应做到营养均衡、品类齐全，以及时补充机体所需的各种营养，促进机体的恢复。

(2) 适当锻炼　由于患者的体质普遍较为虚弱，因而需要充足的休息，以增强患者对疾病及治疗的耐受力。在回家后，患者的病情已经稳定，而体质有待加强，因而除了注意休息外，还应适当增加一些运动量。适当锻炼不仅能够改善患者的食欲、体力、睡眠、精神，提高生存质量，还有助于增强机体免疫力，降低康复期间复发风险，从而提高患者生存率。

（3）定期复查　目前的医疗水平对脑膜瘤等肿瘤的治疗还不彻底，因而即使病情稳定，甚至检查无异常，患者能够出院，但并不意味着万事大吉。此时，患者往往会面临复发，成为治疗失败、患者死亡的主要原因之一。早发现、早诊断、早治疗是改善复发患者预后的关键，因而定期复查非常重要，有助于及时发现，避免病情延误，从而改善复发患者的预后。

（4）防复发措施　出院回家后，除了重视复查工作外，还应重视防复发，以尽可能降低患者的复发率，提高生存率。此时，患者一定要注意避免一些增加复发风险的高危因素，如频繁熬夜、缺乏锻炼、压力过大、饮食不良以及接触一些有害化学物质等。此外，还应尽早配合中医治疗，不仅能够促使机体恢复，防治各种并发症和后遗症，而且能够通过对机体内残留癌细胞的抑杀，以及患者自身抗癌能力的增强，从而降低复发风险。

（5）其他　告诉患者应注意休息，劳逸结合，注意保暖，防止感冒，保持心情舒畅，尽量少去公共场所。行动不便者需有人陪伴，防止跌伤。有肢体活动障碍者，应每日被动活动数次，或进行肢体功能锻炼。应在出院 3 个月或半年后，到医院复查，以了解病情。如出现头痛、恶心、呕吐或神志改变等症状，应及时就诊。

第二节 • 颅内神经鞘瘤

神经鞘瘤又名施万细胞瘤，是由周围神经的神经鞘所形成的肿瘤，亦有人称之为神经瘤，为良性肿瘤。发生于前庭神经或蜗神经时亦被称为听神经瘤。患者多为 30～40 岁的中年人，无明显性别差异。常生长于脊神经后根，如肿瘤较大，可有 2～3 个神经根黏附或被埋入肿瘤中。神经根粗大，亦可多发于几个脊神经根。少数患者可伴发多发性神经纤维瘤病，可见皮肤上有咖啡色素斑沉着及多发性小结节状肿瘤。普遍认为此种肿瘤是源自神经鞘的肿瘤，但究竟是起源于施万细胞，还是起源于神经鞘的成纤维细胞，尚有争论。本病可以自然发生，也可能为外伤或其他刺激的结果。本病也可与多发性神经纤维瘤伴发。

本病各年龄、性别均可发生。发生于颅神经较周围神经更为常见。通常为单发，有时多发。大小不等，大者可达数厘米。皮肤损害常发生于四肢，尤其是屈侧较大神经所在的部位。其他如颈、面、头皮、眼及眶部也可发生。此外，尚可见于舌、骨及后纵隔。肿瘤为散在柔软肿块，通常无自觉症状，但有时伴有疼痛及压痛。如肿瘤累及神经时，则可发生感觉障碍，特别是在相应的部位发生疼痛与麻木。运动障碍很少见到，最多在受累部位表现力量微弱。受累神经干途径上触及圆形或椭圆形的实质性包块，质韧，包块表面光滑，界限清楚，与周围组织无粘连。在与神经干垂直的方向可以移动，但纵行活动度小，Tinel 征阳性。有不同程度的受累神经支配区感觉运动异常。源自听神经的神经鞘瘤可引起耳鸣、听力下降、面部麻木或疼痛等症状，病变体积较大，还可引起面瘫、饮水呛咳、吞咽困难、脑积水等症状。

一、护理观察要点及护理措施

（1）常规护理　颅底肿瘤常侵犯颅中、后颅窝，肿瘤浸润范围广，手术区神经血管丰富，手术难度大、时间长，术后并发症多，涉及各专科的护理，如耳鼻喉科、头颈外科、神经外科、颌面外科、眼科等。这不但要求护理人员掌握多学科的护理知识，而且需要及时处理随时可能出现的各种情况。密切观察患者的意识、瞳孔、生命体征及四肢活动情况，并准确记录。如出现头痛、头晕、呕吐、视力障碍、共济失调、烦躁不安、癫痫发作等症状，伴有血压升高、脉搏呼吸变慢，应及时通知医生。躁动患者要适当约束四肢。

（2）72h 内严密观察生命体征　全麻术后患者回病房时未完全清醒，每 30min 测生命体征 1 次，并准确记录，特别注意神志、瞳孔、肢体活动情况，给予吸氧，1～2L/min，设专人守护。准备脑室穿刺包，密切观察患者意识状态改变，防止脑疝的发生。

（3）脑脊液漏的护理　患者术后出现脑脊液漏，经常诉说头部胀痛，右颞肌部出现明显的肿胀，有波动感。经加压包扎并加用利尿药 1 周后，脑脊液漏消失，患者恢复良好。由于手术分离和暴露，蛛网膜下腔与颞骨或乳突之间持续存在交通或瘘管，易发生脑脊液漏。通常有三种方式：切口不良愈合脑脊液漏、鼻漏、耳漏。对于切口愈合不良造成的脑脊液漏可给予原位切口重新打开缝合后加压包扎，并严格无菌技术操作，同时抬高床头，降低颅内压。鼻漏、耳漏患者除抬高床头外，还应避免堵塞、打喷嚏、擤鼻涕，预防感冒。对持续脑脊液漏的患者可行手术修补。后颅窝手术因硬脑膜及肌层有时缝合不严，易发生切口脑脊液漏，表现为伤口敷料浸湿，色略红或淡黄，如不及时处理，极易引起颅内感染，因此护理中需注意切口敷料有无潮湿，并向患者做适当交代，一旦发现脑脊液漏，应立即汇报医生，并协助在无菌操作下缝合漏口，同时注意观察体温变化。

（4）管道护理　正确设置引流袋高度，保持引流通畅，避免扭曲、受压、脱落，观察引流液量、性质。每班记录并交接班，如引流量短时间大量增多，引流液颜色加深，且有分层现象，提示有颅内出血，应立即通知医师处理。

（5）保持术区清洁　手术切口大，同时由于切口在颌面及颈部，伤口张力大，故采用多层纱布覆盖，以绷带加压包扎，术后 24h 换药。此外，为防止患者因天热多汗而浸湿切口造成感染，应将患者安置在有空调设备的抢救室内。

（6）脑出血护理　颅内血肿是术后严重的并发症。若神经鞘瘤位于后颅窝，后颅窝容积狭小，术后肿瘤残腔渗血，加上引流管不通畅，极可能出现颅内血肿。对此，要及时通知医生，进行CT检查，明确诊断，进行手术清除血肿，挽救患者的生命。

(7) 脑水肿护理　神经鞘瘤切除术后患者可出现不同程度的脑水肿。因此，术后根据患者情况选用甘露醇或呋塞米、地塞米松等综合降颅内压的措施，同时注意输液量和速度，取头高位有利于颅内静脉血液的回流等，同时可给予头枕冰袋，降低体温，以减轻脑水肿，降低颅内压，减少脑耗氧量，保护脑细胞。

(8) 面瘫护理　由于神经鞘瘤生长缓慢，直到面神经纤维脱髓鞘超过50%或出现轴索变性，才会出现明显的功能失常的临床征象，手术切除肿瘤后，虽然面神经的解剖保留，但往往功能上难以恢复，从而出现面瘫。暂时性的周围性面瘫经过一段时间的康复治疗多能恢复；对于永久性周围性面瘫可做面-舌下神经吻合术。

(9) 神经性角膜炎护理　术后部分患者由于有三叉神经的损伤，造成患侧眼睑闭合不全，长时间暴露造成角膜炎，甚至溃疡。所以术后勤观察、早发现，有眼睑闭合不全者，及时给患者涂红霉素软膏，用纱布覆盖眼睛，或用胶布把眼睑闭合，以保护角膜。

(10) 吞咽困难、呛咳护理　巨大肿瘤手术可能损伤迷走神经，造成软腭和咽喉肌的麻痹，产生吞咽困难、声音嘶哑、进食呛咳。护理时要根据患者特点、吞咽障碍的程度，将食物做成冻状、糊状，协助患者将食物放在口腔健侧，放入食物后，用勺背轻压舌背，以刺激吞咽，嘱咐患者集中注意力吞咽，而不是咀嚼和吮吸。经过锻炼，功能可逐渐恢复。对于进食困难者，必要时留置胃管给予鼻饲，以确保营养的供给，同时防止食物误入气管。

(11) 其他　如有三叉神经损伤者面部感觉丧失，进食时要防止烫伤；并发脑积水者，可给予急诊处理脑室引流或永久分流。

二、饮食指导

术后患者意识完全清醒后，检查无后组颅神经损伤时，方可经口进食。对吞咽困难、呛咳的患者应禁食24～48h。试饮水无呛咳后进流食或半流食。如因颅神经损伤而出现进食困难，则给予鼻饲饮食，并注意观察胃液，以便及时发现并处理应激性溃疡。

三、作息指导

不同年龄患者的作息时间不同，且患者个体间的作息时间也会有差异，医院将作息时间进行统一规定，强行改变患者的作息习惯，势必会打乱患者的“生物钟”，影响疾病的康复。个体化适时护理是主张灵活安排护理工作时间的方法，其基本原则是尽量将一些常规的可预测的治疗和护理活动安排在一个相对集中的时间段内进行，减少对患者的刺激次数，延长患者的静息时间。实行弹性作息时间管理，护理治疗时间可根据患者个人的作息习惯进行适当调整。

四、用药指导

术后应密切观察伤口渗血、渗液情况，通知医师及时更换伤口敷料。监测血常规、脑脊液常规、脑脊液生化结果；严格执行无菌操作，遵医嘱合理有效使用抗生素，减少菌群失调的发生；监测体温变化，发热者给予物理降温和药物降温；选择敏感和易通过血脑屏障的抗生素进行抗感染治疗。

五、康复训练指导

进行颈部运动的康复训练，避免术后纤维化的形成。术后应进行呼吸康复训练。

可指导患者用健肢或在家属帮助下进行活动，活动由远端关节开始，然后活动近端关节，以无痛为原则，之后做肌肉按摩，以改善肢体血液淋巴循环，利于瘫痪肢体的恢复。

在肌力为 0 级的情况下，就应开始有意识地训练。当患肢肌力在 1～2 级时，增加主动运动的次数和强度，可根据需要进行单关节或多关节联合运动、单方向或多方向的运动、不同幅度及速度的运动。

六、心理指导

应做到热情接待患者，消除陌生感，满足患者的需求，有计划地与患者沟通交流，鼓励患者表达心中感受，有针对性地采取疏导措施，给予安慰支持。及时告知患者手术效果，传达有利信息，以增强其康复的信心。帮助患者缓解疼痛不适，使其减轻恐惧、抑郁情绪。

七、出院指导

3 个月内避免剧烈运动，如负重、骑车、爬高楼等，合理营养，忌烟酒，多饮水，多进食富含粗纤维的食物以保持大便通畅，切忌强行用力排便。必要时给予润肠药。保持会阴部清洁。每 3 个月复查一次，注意有无骨转移的发生。出现不适时及时就诊。

嘱患者定期复查，同时仍需加强眼部护理，勤滴眼药水及口服营养神经的药物，防止并发角膜炎；保持心情愉快，有利于康复。

第三节 • 原发性中枢神经系统淋巴瘤

原发性中枢神经系统淋巴瘤（PCNSL）指原发于中枢神经系统的恶性淋巴

瘤，不包括全身系统性淋巴瘤转移播撒至中枢神经系统内的继发淋巴瘤。该病病理上为浸润整个脑实质、脊髓及软脑膜等多个部位的弥漫性病变。PCNSL 的发病机制不明。免疫功能正常人群即免疫适任者，其发病率大大低于免疫缺陷者。PC-NSL 恶性程度高、病情进展迅速、预后差，故备受关注。大剂量甲氨蝶呤为主的联合化疗、放疗，结合甲氨蝶呤鞘内注射能明显改善其疗效及生存率。PCNSL 可发生于任何年龄，但发病高峰在 40～50 岁。

原发性中枢神经系统淋巴瘤的病因目前尚不清楚，较受重视的有以下 4 种学说。

（1）原位淋巴细胞恶性克隆增生　由中枢神经系统内的原位淋巴细胞恶性克隆增生所致。但到目前为止，研究并未发现原发性中枢神经系统淋巴瘤与继发性中枢神经系统淋巴瘤的肿瘤细胞表型有所不同。

（2）嗜中枢性淋巴细胞　肿瘤细胞来源于全身系统中的淋巴细胞，而此种淋巴细胞有嗜中枢性，它通过特殊细胞表面的黏附分子的表达，从而产生这种嗜中枢性，并在中枢内异常增生。大部分中枢神经系统淋巴瘤细胞的 B 细胞活化标志均为阴性，而这恰恰与全身系统性淋巴瘤细胞相反。同时，如前所述，原发性和继发性中枢神经系统淋巴瘤的细胞表型并无不同。所以，这种学说虽然已受到重视，但有待于进一步证实。

（3）“中枢系统庇护所”效应　原发性中枢神经系统淋巴瘤之所以仅存在于中枢中，而无全身转移，是因为中枢神经的血脑屏障产生的“中枢系统庇护所”效应。众所周知，血脑屏障是由毛细血管内皮细胞紧密连续的连接所形成，它限制了大分子物质的进出。同时，它也限制了中枢神经系统的外来抗原与细胞和体液免疫系统的接触。

（4）病毒感染　在免疫系统功能缺陷的 PCNSL 患者中，病毒感染学说较受重视，主要是 EBV（EB 病毒），亦有疱疹病毒等。在很多免疫受限的原发性中枢神经系统淋巴瘤患者中，可以发现较高的 EBV 的 DNA 滴度。EBV 目前被认为能引起 B 淋巴细胞的增殖。同时，在流行病学调查中，EBV 的发生与 Burkitt 淋巴瘤有很大的相关性。

一、护理观察要点及护理措施

（1）密切观察患者的意识、瞳孔、生命体征及四肢活动情况，并准确记录。如出现头痛、头晕、呕吐、视力障碍、共济失调、烦躁不安、癫痫发作等表现，伴有血压升高、脉搏呼吸变慢，应及时通知医生。询问有无头痛、恶心、呕吐等颅内高压症状，有无视力障碍、肢体无力、癫痫、失语、眩晕、行走不稳等神经系统表现，有无智力降低和行为异常。尚应询问患者是否接受器官移植、是否为 AIDS 患者和先天性免疫缺陷者。

（2）检查神经系统有无颅内高压和脑损害或脊髓受损的临床表现。脑脊液蛋白超过1.0g/L，淋巴细胞在（0～400）×10^6/L，脑脊液离心后经免疫细胞学检查可增加阳性检出率。CT可发现较大的规则团块影，呈高密度或等密度，增强效应明显，室管膜下浸润时脑室周围增强。MRI可显示脑实质内淋巴瘤，增强效应明显，但不易显示蛛网膜下腔和玻璃体的病灶。T2加权对复发的小病灶有较好的诊断意义。

（3）控制颅内压。由于PCNSL恶性程度高、病程进展快，肿瘤呈浸润性生长。患者早期表现为头痛、呕吐等高颅压症状。部分患者进入病房时即出现严重的高颅压表现。护理人员在接诊过程中，重点对其阳性症状进行评估，包括头痛程度测定，有无呕吐、血压、脉搏、瞳孔改变等，对颅内压增高程度进行初步评估。对于高颅压症状严重者，每1～2h监测生命体征变化，进行重点交接班，连续记录护理记录。当患者头痛症状加重、血压增高、脉搏减慢、双侧瞳孔出现不等大或对光反射迟钝时，应提高警惕，通知医生处理。

（4）动态观察颅内压症状改善，减轻细胞形态破坏。应用肾上腺皮质激素治疗PCNSL可缓解临床症状，影像学检查显示肿瘤可缩小或消失；但随着病程的迁延，激素的疗效将逐步减低。由于肾上腺皮质激素的抗淋巴毒性作用能破坏细胞形态，导致活检材料不能做出正确的组织学诊断。动态观察患者颅内压改善情况，及时向医生反馈信息，便于调整治疗方案，减轻皮质激素对细胞形态的破坏，降低对下一步治疗的影响。

二、饮食指导

饮食应以清淡而富有营养为主。多吃蔬菜、水果、牛奶等富含多种氨基酸、维生素、蛋白质和易消化的滋补食品。少吃油腻过重的食物；少吃狗肉、羊肉等温补食物；少吃不带壳的海鲜、笋、芋等容易过敏的“发物”；少吃含化学物质、防腐剂、添加剂的饮料和零食。忌食过酸、过辣、过咸等刺激性食物。

给予“限钠、补钾”饮食，饮食中限盐、多饮水、多食香蕉及橙子等水果。避免进食辛辣、油炸等食物。清淡流质或半流质饮食。食物多样化，增加食品色、香、味，以刺激食欲。

三、作息指导

规范患者的作息习惯，建议采取以下作息时间：7：00-7：30起床，7：30-8：00进早餐，7：00-9：00行晨间与常规护理，11：30-12：00进午餐，12：00-14：00午休，17：30-18：00进晚餐，20：00-21：30心理护理，22：00熄灯睡觉，同时考虑季节等因素可做20～30min弹性调整。

四、用药指导

应注意观察患者用药后的不良反应，指导患者合理服药，不得擅自增减药量或停止用药。

五、康复训练指导

(1) 肢体功能锻炼　术后出现偏瘫的患者需特别重视肢体的功能训练，卧床期间可由家属协助做肢体被动功能锻炼；病情康复后鼓励做主动活动，如做站立练习。开始训练时可以背靠墙、扶拐杖等，以保持身体支撑点和平衡感；同时进行坐站练习、登台阶练习以改善下肢肌力。患侧上肢主要做各关节的主动练习，如抓、提、捏等精细动作，提高掌指关节活动的灵敏性和准确性。

(2) 语言康复练习　如患者出现语言障碍，首先要给予患者足够的信心，练习从简单的单音、双音到句子，对于患者的每一点进步都及时给予赞扬和鼓励。积极引导患者正确表达，使其在锻炼的同时保持心情愉悦。

(3) 生活自理能力练习　随着患者肢体功能的恢复，慢慢地要训练患者的生活自理能力，引导患者做一些力所能及的事情，如学习使用梳子、刷子，练习自己洗脸、洗澡、用手摄入食物等，具备简单的独立生活能力会使患者获得感情及生活自理的满足感。

六、心理指导

应做到热情接待患者，使其消除陌生感，尽量满足患者的需求，有计划地与患者沟通交流，鼓励患者表达心中感受，有针对性地采取疏导措施，给予安慰支持。及时告知患者手术效果，传达有利信息，以增强其康复的信心。帮助患者缓解疼痛不适，使其减轻恐惧、抑郁心理。

七、出院指导

(1) 出院后准时、正确遵医嘱服药，嘱患者进行耐心、有效地锻炼，促进脑神经功能的恢复。

(2) 保持良好的心理状态，积极参与力所能及的社会活动，最大限度地促进机体的康复并重返社会。

(3) 定期门诊随访，如遇头疼、呕吐、视力下降等应及时到医院进行就诊。

第四节 • 脑干胶质瘤

脑干胶质瘤占儿童中枢神经系统肿瘤的10%～20%，主要包括弥漫性脑干胶质瘤（最常见于桥脑）和局灶性脑干胶质瘤（大多位于中脑和延髓）。前者是儿童脑肿瘤最主要的死因。类固醇激素可以明显缓解瘤周水肿引起的症状，是高度恶性脑干胶质瘤的初始治疗手段。影像学上典型的弥漫性脑干胶质瘤，放疗和化疗是现今主要的治疗方法，并且可以不经活检直接开始。局灶性脑干肿瘤可以采用手术治疗［分流手术和（或）肿瘤切除］来获得良好的预后。

肿瘤位置和生长方式决定了患者的临床表现。隐匿的临床经过不容忽视。经常呕吐的患者，最终可能仅仅表现为发育迟缓；学龄儿童因为脑积水导致的视力改变而使得学习成绩下降；同时有颅神经受累表现的儿童可能不被患者和家长发现。轻微误吸而致的频繁上呼吸道感染，可能是由脑干病变所导致的吞咽障碍所引起。局灶性脑干胶质瘤在诊断的时候，大部分患者有很长时间的轻微的症状和体征，有的时间长达 14 年。大部分患者可能会产生颈部发硬或者不适。更有甚者，表现为斜颈。和其他脑干肿瘤不同，90％以上的顶盖胶质瘤患者有脑积水。

有颅神经麻痹、诊断前的症状少于 6 个月以及 MRI 上强化灶的缺乏都支持弥漫性脑干胶质瘤的诊断。症状持续时间较长，缺乏颅神经麻痹以及 MRI 上强化灶的出现都支持非弥漫性脑干胶质瘤的诊断。需要鉴别诊断的是：血管畸形、脑炎、罕见的寄生虫囊肿、脱髓鞘疾病（多发性硬化）以及成人神经纤维瘤病中的错构瘤，都是常见的脑干非肿瘤性疾病。罕见的来自颅外癌肿的转移性肿瘤也可见于桥脑。

一、护理观察要点及护理措施

（1）癫痫发作时，应解开患者的衣服，协助患者就地仰卧，头偏向一侧；同时于两齿间置入手帕、手套或帽子等物，以防咬伤；禁止向患者嘴里灌汤灌药；禁止对抽搐肢体暴力施压，以防骨折。

（2）日常护理中，要帮助患者养成规律的生活习惯，按时休息，科学进食，外出应有人伴行或随身携带能证明身份的诊疗卡，便于及时获得帮助。

（3）抗癫痫药物的使用必须在医生的指导下进行，不可自行停药、换药、加量、减量；定时测量药物血浓度，以调整药量。测量体温时，禁用口表。即使康复，也应禁止从事驾车、高空操作等危险工作。

（4）建立静脉通路，妥善安置患者，为患者行外周静脉穿刺，以供麻醉给药及术前滴注抗生素；协助麻醉师行股静脉穿刺，开放快速静脉通路，以保证术中及时、快速输血、输液。

（5）安置体位。全麻后，患者取健侧卧位，为患者受压部位贴压力性损伤贴，腋下垫枕，腋下枕距床上缘 15cm 宽，患侧下肢弯曲置于长腿枕上，与健侧下肢约成 45°，健侧腿自然弯曲，胸前加垫抱枕，患侧前臂自然搭放在抱枕上。约束带分别固定肩部、髋部、膝部。肩部约束带内衬棉垫，通过肩峰向后方分别固定在手术床两侧。全面检查体位，保护患者以防发生电灼伤；心电监测及其他监测仪器的导线轻放胸前，以免压折损伤皮肤；查看尿管勿受压打折，输液管道保持通畅；

前托盘前缘齐患者肋下缘固定，使术者肘部活动、操作自如，便于手术的顺利进行。

（6）头架安置。先调节C型支架上的螺旋杆到0压力标志线，医生放置好头钉位置后，巡回护士协助旋转螺杆加压，成人压力在60～80lb之间，压力达到标准后，将螺杆锁锁住。头部调整到最佳位置后，固定各旋钮，保证术中头架的稳定性。

（7）全面护理患者，保证安全。密切观察患者的受压部位，术中每30min为患者的受压部位按摩一次，防止压力性损伤；还要密切观察患者各监测仪器的指标变化，尤其是切除肿瘤致使脑干、三叉神经等颅神经受到牵拉时，血压和心率常出现明显变化，巡回护士要及时提示手术医师，并协助麻醉师给予必要的处置。认真观看术中摄像，掌握手术进度，及时供应台上物品。

（8）预防感染。遵医嘱在手术切皮前半小时静脉滴注抗生素，手术时间超过6h可追加一次。监督手术人员的无菌操作，控制参观人数，减少人员在手术间的走动，减少自动门的开启次数，避免大幅度抖动敷料。参观人员在观看手术时应与术者保持一定距离，严禁碰撞术者身体的任何部位和仪器设备，以确保各仪器运转正常和手术的顺利进行。

二、饮食指导

（1）宜吃抗脑瘤的食物：如小麦、薏苡仁、荸荠、海蜇、芦笋、海带等。

（2）宜吃具有保护颅内血管作用的食物：如芹菜、荠菜、菊花脑、茭白、葵花籽、海带、海蜇、牡蛎、文蛤等。

（3）宜吃具有防治颅内高压作用的食物：如玉米须、赤小豆、核桃仁、紫菜、鲤鱼、鸭肉、石莼、海带、螃蟹、蛤蜊等。

（4）宜吃具有保护视力的食物：如菊花、马兰头、荠菜、羊肝、猪肝、鳗鲡等。

（5）宜吃具有缓解化疗、放疗不良反应的食物：如香菇、银耳、黑木耳、黄花菜、核桃、芝麻、葵花籽、猕猴桃、羊血、猪血、鹅血、鸡血、莲子、绿豆、薏苡仁、鲫鱼、青豆、鲟鱼、杏仁、佛手等。

三、作息指导

护理人员要加强对患者睡眠时间的合理安排，并督促其保持正常的作息。初期患者多卧床休息。恢复期每日规定起床及入睡的时间，规定每日训练时间及运动量、三餐进食时间，使其形成正常生理节律。针对躁动的病患，需要进行耐心劝导，必要时给予保护性约束，且可以在医生的监督下采用镇静、催眠等药物介入，待患者熟睡后解除约束。

四、用药指导

应注意观察患者用药后的不良反应，指导患者合理服药，不得擅自增减药量或停止用药。

五、康复训练指导

（1）对瘫痪的肢体用柔软、缓慢的中等力度进行按摩、揉捏。

（2）让患者自己，或由家属帮助完成对患肢的被动运动。

（3）主动运动。先利用各种本体反射（如浅伸反射、屈曲反射）进行训练，以诱发主动运动。

（4）对瘫痪肢体做助力运动；然后对患肢进行主动运动。

（5）通过坐起锻炼，逐步使患者摆脱他人辅助，做到下地、坐椅。

六、心理指导

应做到热情接待患者，使其消除陌生感，尽量满足患者的需求，有计划地与患者沟通交流，鼓励患者表达心中感受，有针对性地采取疏导措施，给予安慰支持。要给患者足够的自信心，语言训练从简单的单音、双音到句子，每进步一点都要及时给予赞扬和鼓励。多在患者身边回忆往事，多谈谈开心事情，要像大人哄小孩子一样对待患者，要有爱心并尊重患者的意愿，使患者愉快地生活好每一天。

七、出院指导

嘱患者出院后准时、正确遵医嘱服药，进行耐心、有效地锻炼，促进神经功能的恢复。

保持良好的心理状态，积极参与力所能及的社会活动，最大限度地促进机体的康复并重返社会。

定期门诊随访，如遇头疼、呕吐、视力下降等应及时到医院就诊。

第五节 • 血管性肿瘤

脑血管瘤一般是指颅内动脉瘤，是脑动脉的局限性异常扩大，以囊性动脉瘤最为常见，其他还有梭形动脉瘤、夹层动脉瘤、假性动脉瘤等。颅内动脉瘤是引起自发性蛛网膜下腔出血（SAH）最常见的原因。颅内动脉瘤病因包括先天性因素、动脉粥样硬化或高血压、感染和创伤。颅底异常血管网症、脑动静脉畸形及脑动脉闭塞也常伴发动脉瘤，可能与血流动力学冲击有关。

小脑血管网状细胞瘤是一种发生于小脑的良性肿瘤，由中胚叶细胞的胚胎参与组织发展而来，可大致分为囊性肿瘤和实质性肿瘤两大类。小脑血管网状细胞瘤患者的临床表现因肿瘤类型和部位不同而有所差异，通常表现为眩晕、恶心等，严重影响患者的正常生活。小脑血管网状细胞瘤是血管源性良性肿瘤，确诊后多通过手术将肿瘤全部切除，目前显微神经外科手术在治疗中应用较多。

婴幼儿血管瘤（Infantile hemangioma），是来源于血管内皮细胞的先天性良性肿瘤。婴幼儿血管瘤一般出生后1周左右出现，男女发病比例约为1∶3。在患儿1岁以内血管瘤处于增殖期，1岁左右逐渐进入消退期，大多数血管瘤可完全消除。据文献报道，1岁时血管瘤的消退率约为10%，5岁时约为50%，7岁时可达70%。脉管畸形则是血管或淋巴管的先天性发育畸形，出生时即有，但有时并不明显，出生后逐渐明显。脉管畸形的男女发病率相等，不会自行消退，随患者的生长发育等比例生长。血管瘤的病因与发病机制目前尚未明确，目前主要认为与“血管新生”（Angiogenesis）和“血管生成”（Vasculogenesis）密切相关，且近年认为后者起主要作用。血管瘤的组织病理学研究显示，增殖期血管瘤组织中，多种内皮细胞因子、成血管因子、生长因子、血管内皮细胞受体家族（VEGF-R）、骨髓标志物等均高表达；而在消退期血管瘤组织中，内皮细胞凋亡加速、肥大细胞（Mast cell）以及金属蛋白酶组织抑制因子（tissue inhibitor of metalloproteinase 1，TIMP）等水平上调。因此认为，血管瘤的形成可能是由于局部微环境的变化以及内皮细胞自身转化的异常，从而导致血管内皮细胞的异常增殖。与血管内皮细胞异常增殖相关的因素主要有：①血管形成因子与血管形成抑制因子之间平衡失调；②细胞组成及其功能的变化，如肥大细胞、周细胞、免疫细胞异常；③雌激素水平升高；④细胞外基质和蛋白酶表达变化；⑤局部神经支配的影响；⑥凋亡学说等。

一、护理观察要点及护理措施

（1）评估患者血管瘤破裂出血的相关因素。患者在出血2～3周内应绝对卧床休息。观察患者神志、瞳孔及生命体征的变化，做好血压监测工作。加强巡视，观察患者有无颅内压增高的表现，及时发现病情变化，采取治疗措施。

（2）积极预防呼吸道感染，避免用力咳嗽、打喷嚏等。卧床患者根据皮肤情况1～2h翻身、叩背一次，防止坠积性肺炎和压力性损伤的发生。保持病室安静、整洁，创造良好的休养环境。

（3）告诫患者戒烟、酒，防止术后呼吸道并发症的发生。数字减影血管造影术（DSA）患者按脑血管病造影护理常规护理。

（4）密切观察癫痫发作先兆，癫痫发作持续时间、类型，遵医嘱按时给予抗癫痫药物，癫痫发作时保护好患者，避免受伤。

（5）严密观察患者生命体征的变化，特别是意识和瞳孔的变化，有异常及时报告医生并记录。观察手术后伤口有无渗血、渗液，保持伤口干燥、清洁。

（6）保持低流量吸氧，保持脑细胞供氧。准确记录出入量，以保证出入量的平衡。

（7）使用血管扩张药及降压药时，应严密观察患者血压的变化及有无其他不适。观察患者头痛症状及肢体活动情况，及时发现颅内出血、血管痉挛及脑栓塞的征兆。

二、饮食指导

术后患者意识完全清醒后，检查无后组颅神经损伤时，方可经口进食。给予清淡易消化的饮食，鼓励患者多进食水果、蔬菜等纤维素含量多的食物，保持大便通畅，必要时遵医嘱给予缓泻药。饮食方面尽量吃一些容易消化且清淡的食物，辛辣、高油脂的食物尽量避免。每顿不宜吃得很饱，7～8 分饱就可以了。根据自己的体质情况，可以煲汤或进行食疗。

三、作息指导

疾病初期患者多卧床休息。恢复期每日规定起床及入睡的时间，规定每日训练时间及运动量、三餐进食时间，使其形成正常生理节律。

四、用药指导

应注意观察患者用药后的不良反应，指导患者合理服药，不得擅自增减药量或停止用药。

五、康复训练指导

（1）肢体功能锻炼　术后出现偏瘫的患者需特别重视肢体的功能训练，卧床期间可由家属协助做肢体被动运动锻炼；病情康复后鼓励患者做主动活动，如做站立练习。开始训练时可以背靠墙、扶拐杖等，以保持身体支撑点和平衡感；同时进行坐站练习、登台阶练习以改善下肢肌力。患侧上肢主要做各关节的主动练习，如抓、提、捏等精细动作，提高掌指关节活动的灵敏性和准确性。

（2）语言康复练习　如患者出现语言障碍，首先要给患者足够的信心，练习从简单的单音、双音到句子，对于患者的每一点进步及时给予赞扬和鼓励。积极引导患者正确表达，使其在锻炼的同时保持心情愉悦。

（3）生活自理能力练习　随着患者肢体功能的恢复，慢慢地要训练患者的生活自理能力，引导患者做一些力所能及的事情，如学习使用梳子、刷子，练习自己洗脸、洗澡、用手摄入食物等，具备简单的独立生活能力会使患者获得感情及生活自理的满足感。

六、心理指导

做好心理护理，使患者保持情绪稳定，避免各种不良刺激，必要时遵医嘱给予镇静药。及时告知患者手术效果，传达有利信息，以增强其康复的信心。帮助患者缓解疼痛不适，使其减轻恐惧、抑郁反应。

七、出院指导

(1) 加强营养，多食富含纤维素、高蛋白、高维生素饮食，提高身体素质，促进恢复，预防感冒，保持大便通畅。

(2) 出院后准时、正确遵医嘱服药，嘱患者进行耐心、有效地锻炼，促进脑神经功能的恢复。

(3) 保持良好的心理状态，积极参与力所能及的社会活动，最大限度地促进机体的康复并重返社会。

(4) 定期门诊随访，如遇头痛、呕吐、视力下降等应及时到医院就诊。

第六节 • 松果体区和第三脑室肿瘤

松果体区又称第三脑室后部，是指松果体及其邻近结构。由于松果体与四叠体池丘脑后部、第三脑室后部及大脑大静脉密切相连，一旦发现肿瘤影像，检查甚至尸检有时也难以判断其确切的原发部位，故常将这一区域的肿瘤统归于松果体区肿瘤。

第三脑室后部（Posterior third Ventricle）解剖结构复杂，位于脑深部，毗邻重要血管、神经结构，是神经外科疾病中的高危区域，病变性质以肿瘤为主，主要有松果体细胞瘤、生殖细胞瘤、转移瘤、脑膜瘤、胶质瘤、血管母细胞瘤、表皮样囊肿和蛛网膜囊肿等。临床表现常以颅内压增高、邻近组织受压、内分泌异常等症状多见。其治疗方式主要根据病变位置及组织学类型决定，除生殖细胞瘤对放疗敏感外，其他病变以手术为主要治疗方式，辅以化疗及放疗。

松果体区肿瘤位于颅腔中央，位置深在，其前壁由松果体、四叠体等构成，顶部为胼胝体压部，侧壁有丘脑枕、颞叶，上壁为三脑室后壁，底部主要是小脑蚓部。松果体区肿瘤常与大脑内静脉、大脑大静脉关系密切，既往研究显示此区域的肿瘤存在全切除率低、手术并发症多的问题。

松果体瘤系指松果体肿瘤引起的促性腺激素及性激素分泌增多（松果体的分泌功能上与腺垂体有拮抗作用），又称性早熟综合征、早熟性巨生殖器巨体综合征。常见的肿瘤有成松果体细胞瘤、松果体细胞瘤、成胶质细胞瘤、畸胎瘤、生殖细胞瘤、精原细胞瘤、星形细胞瘤等，约占颅内肿瘤的1%，多见于男孩。松果体细胞主要有两种：松果体实质细胞和胶质细胞，松果体瘤中最常见的是生殖细胞瘤和畸胎瘤，松果体瘤中75%～80%是恶性的，其中包括生殖细胞瘤、成松果体细胞瘤和某些胶质瘤，其余为良性肿瘤，如松果体细胞瘤、畸胎瘤、皮样囊肿等。

松果体畸胎瘤的绒毛组织和生殖细胞瘤，都可以分泌HCG，足够引起性早熟，这样的肿瘤具有绒毛膜癌的组织学和功能特征。松果体瘤导致性早熟，可能由于肿瘤压迫或破坏，影响下丘脑的调节功能或HCG的分泌。神经内分泌解剖结果认为，由于脑的其他肿瘤扩大延伸到松果体引起性早熟。引起性早熟的另一可能原因，是由于松果体产生一种抑制垂体分泌促性腺激素的物质，如松果体被破坏，抑制作用消失，产生性早熟；也可能是肿瘤超越松果体区域，引起第三脑室积水或损害下丘脑从而引起性早熟。

一、护理观察要点及护理措施

（1）颅内压增高　早期即可发生梗阻性脑积水及颅内压增高症状，表现为头痛、恶心、呕吐、视物模糊等症状。

（2）邻近脑受压征

① 眼征：肿瘤压迫四叠体上丘可引起眼球上下运动障碍、瞳孔散大或不等大。

② 听力障碍：肿瘤体积较大时可压迫四叠体下丘及内侧膝状体而出现双侧耳鸣和听力减退。

③ 小脑征：肿瘤向下发展可压迫小脑上脚和上蚓部，可出现躯干性共济失调和眼球震颤。

④ 丘脑下部损害：可能由肿瘤的直接侵犯或播散性种植到下丘脑下部所致，亦有因肿瘤使脑血管梗阻造成第三脑室前部漏斗隐窝的扩张而影响丘脑下部的因素，症状表现为多饮、多尿、嗜睡和向心性肥胖等。

（3）内分泌症状　松果体细胞受肿瘤压迫损害，突出表现为性早熟，生殖器及第二性征过早发育。

（4）并发症　松果体区肿瘤与附近重要的神经和血管组织有着密切的联系，其手术治疗非常具有挑战性，术后出现的并发症包括张力性气颅、气体栓塞、硬膜下积液、同侧视野偏盲、耳聋、视野缺损、眼球上下运动障碍、瞳孔散大或不等大、颅内感染及大脑后动脉损伤引起枕叶缺血梗死。

（5）护理措施　麻醉后将患者翻身，使患者健侧卧位，身体冠状面与手术床呈50°。健侧上肢、肩自然下垂于肩下横枕与头架之间的空隙中，用床单包裹，避免与金属物接触。将肾托固定于健侧手术床缘，肾托前缘平乳头，肩下横枕掀起，在肾托与肩下横枕之间垫一海绵软枕。用髋部约束带将髋关节、腿枕一并约束固定于手术床旁。护腕位于髋关节处，患侧上肢置于身体同侧，将手腕放于护腕处。用腿部约束带将膝关节及腿枕一并固定于手术床旁。肩部约束带中段内衬棉垫，挂于肩峰处向两侧后下方牵拉，并固定于手术床旁。术中用 HP 监护仪对患者进行监护，观察患者体位安置前和安置体位后 10min 动脉平均血压、心率（HR）、呼吸道压力的变化；观察术中患者健侧上肢颜色和肌肉张力；术后 12h、24h、48h 随访，观察患者有无上肢疼痛、麻木等可能与体位不当有关的并发症。

二、饮食指导

术后患者给予高蛋白质、高热量和高维生素的营养膳食，如牛羊肉和瘦猪肉、鸡、肉、鱼、虾、鸡蛋及豆制品，可以给患者多喝牛奶、藕粉和鲜果汁，以及多吃新鲜的蔬菜水果。

三、作息指导

疾病初期患者多卧床休息。恢复期每日规定起床及入睡的时间，规定每日训练时间及运动量、三餐进食时间。使其形成正常生理节律。

四、用药指导

应注意观察患者用药后的不良反应，指导患者合理服药，不得擅自增减药量或停止用药。

五、康复训练指导

(1) 肢体功能锻炼　术后出现偏瘫的患者需特别重视肢体的功能训练，卧床期间可由家属协助做肢体被动运动锻炼；恢复后鼓励做主动活动，如做站立练习。开始训练时可以背靠墙、扶拐杖等，以保持身体支撑点和平衡感；同时进行坐站练习、登台阶练习以改善下肢肌力。患侧上肢主要做各关节的主动练习，如抓、提、捏等精细动作，提高掌指关节活动的灵敏性和准确性。

(2) 语言康复练习　如患者出现语言障碍，首先要给患者足够的信心，练习从简单的单音、双音到句子，对于患者的每一点进步及时给予赞扬和鼓励。积极引导患者正确表达，使其在锻炼的同时保持心情愉悦。

(3) 生活自理能力练习　随着患者肢体功能的恢复，慢慢地要训练患者的生活自理能力，引导患者做一些力所能及的事情，如学习使用梳子、刷子，练习自己洗脸、洗澡、用手摄入食物等，具备简单的独立生活能力会使患者获得感情及生活自理的满足感。

六、心理指导

多在患者身边回忆往事，多谈谈开心事情，要像大人哄小孩子一样对待患者，要有爱心并尊重患者的意愿，使患者愉快地生活好每一天。

七、出院指导

出院后随访 3～24 个月，以手术前后症状以及影像学变化为观察指标，评价手术疗效。有效为症状消失，术后影像学检查示脑室缩小或无变化；无效为症状无改善或者加重，术后影像学检查示脑室继续扩大或无变化。

出院后准时、正确遵医嘱服药，嘱患者进行耐心、有效的锻炼，促进神经功能的恢复。

保持良好的心理状态，积极参与力所能及的社会活动，最大限度地促进机体的康复并重返社会。

定期门诊随访，如遇头痛、呕吐、视力下降等病情变化应及时到医院就诊。

第七节 • 鞍区肿瘤

鞍区在脑部颅内中央蝶鞍及其周围部分，由于所处位置较深，周围所处的情况也比较复杂。鞍区也是脑部肿瘤的常发部位。鞍区肿瘤大多数为良性，少数是恶性肿瘤，其中垂体腺瘤、颅咽管瘤、鞍区脑膜瘤是鞍区最常见的肿瘤。临床中由于肿瘤的大小、位置不同，患者的症状存在明显的差异，一般肿瘤越大，组织压迫越重，临床症状越明显。①垂体腺瘤是成年患者最常见的鞍区肿瘤，临床表现主要是内分泌症状和周围神经压迫症状，三级以下的垂体腺瘤可以考虑药物治疗或者是放射治疗，三级以上肿瘤已经压迫视神经或视交叉，必须采用显微手术治疗，手术以后再辅以放射治疗；②颅咽管瘤在儿童是最常见的一种先天性肿瘤，占鞍区肿瘤的第一位，由于肿瘤多位于视交叉下部，且容易侵入海绵窦和颈内动脉，因此肿瘤手术前期的难度较大，而且术后并发症较多；③鞍区脑膜瘤，主要包括鞍上脑膜瘤和蝶骨嵴内侧型脑膜瘤。

鞍区解剖结构复杂，富含神经、内分泌腺体、血管、骨骼及脑膜等组织，该部位发生肿瘤治疗难度大，传统开颅手术方式手术范围大、创伤重，虽然能够有效清除肿瘤组织，但可能损害周围组织，手术风险高，治疗效果差。神经内镜扩大经蝶入路能够暴露鸡冠至枕大孔，可对颅咽管瘤、垂体巨腺瘤、前颅底肿瘤等进行操作，而且能够开展齿状突手术。鞍区肿瘤是常见颅内肿瘤。鞍区肿瘤压迫周围神经可出现头痛、视力下降，甚至影响下丘脑、垂体功能，造成多种激素紊乱，对患者危害大。手术是鞍区肿瘤重要治疗方法之一，术后患者可能出现躁动等并发症。

一、护理观察要点及护理措施

(1) 意识状态的观察及护理

① 患者麻醉未醒前，应按全麻护理常规护理，给氧、吸痰、保持呼吸道

通畅。

② 如患者术后存在意识障碍伴呕吐、偏瘫等神经系统定位体征，应将患者头偏向一侧，防止呕吐物误吸；及时报告医生，行头颅 CT 检查以明确诊断。

③ 密切观察神志、瞳孔及生命体征变化，警惕由于肾上腺皮质功能低下而引起血压下降，如有意识障碍、瞳孔变化等脑疝征象及时报告医生并配合抢救。

（2）视力、视野的观察及护理　鞍区肿瘤术前常因肿瘤压迫视神经而出现视力、视野改变，最典型的为双眼颞侧偏盲。随着肿瘤切除后，视交叉受压减弱或解除，视力、视野障碍可望恢复，但其恢复的程度、效果、快慢不尽相同，部分患者术后 24h 左右即可出现视力、视野改变。如术后患者视力、视野障碍进行性加重，除考虑视神经的原发损伤外，还要警惕术后局部出血形成血肿压迫视神经。如同时伴有头痛、呕吐等颅内高压症状或出现一侧瞳孔散大时，则血肿形成的可能性更大，应及时报告医生给予相应处理。

（3）躁动的观察及护理　额部开颅术后躁动发生率较高，术后入 ICU 后加强约束性保护，安抚患者，争取患者的配合。出现躁动情况及时报告医生，遵医嘱给予镇静药物，或麻醉性镇痛药物。使用镇痛镇静治疗时密切观察患者意识水平，防止镇痛镇静过深，避免镇痛镇静产生的呼吸抑制和咳嗽反射减弱；警惕镇痛镇静掩盖颅内出血，甚至脑疝等病情变化。注意保护皮肤，防止皮肤压力性损伤和躁动引起的皮肤损伤。非经额开颅手术，术后出现躁动，要警惕颅内血肿的可能性，必要时及时行头颅 CT，以及时发现术后颅内出血。

（4）尿崩症的观察及护理　尿崩症属于颅咽管瘤以及垂体腺瘤手术之后十分常见的一类并发症，护理人员需要严格记录患者手术之后每小时尿量。为了精准记录尿量，选取透明硬塑料制作的容器作为尿液收集器，严禁选择软性尿袋容器，同时对 24h 尿液进行留取，检测尿比重，在需要时对患者监测中心静脉压；严密观察患者是否存在尿崩症状，如果患者每小时尿量超出 400mL，护理人员需要马上汇报医生采取相应处理措施，给予患者垂体后叶素或是长效药物，对患者尿量加以控制，与此同时为患者及时补充液体量，确保出入量平衡。在患者接受药物治疗期间，护理人员需要严格遵照药物使用剂量以及用法执行，同时观察是否产生由于药物剂量过大造成急性尿闭症状。

（5）电解质紊乱的观察及护理　经颅鞍区肿瘤切除术后患者可能会产生低钠血症、高钠血症以及低钾血症，其中最为多见的为低钠血症，主要包括脑性耗盐综合征、外周性低钠血症以及抗利尿激素分泌不当综合征，护理人员每间隔 12h 对患者血电解质情况进行监测，遵照医嘱为患者提供等渗或是高渗盐水静脉补充，与此同时指导患者口服盐类，对于意识清醒患者，在其进食期间提高含盐量食物；对于意识障碍患者，通过胃管注入适当含盐食物或是水，从而补充钠量。

（6）癫痫的观察及护理　术后患者癫痫发作几乎均属于大发作，通过抗癫痫药物治疗之后可获得缓解，护理人员需要遵照医嘱为患者提供预防癫痫药物治疗，还需要严密观察是否存在癫痫发作先兆，第一时间发现病情，同时配合医生进行相应处理。

患者手术之后十分容易产生焦虑、烦躁、担心以及抑郁心理，对此护理人员需要对患者与家属做好解释，为其介绍护理措施的重要性与意义，积极调动患者依从性，获取患者与家属信任，对患者的主诉耐心倾听，和患者保持良好沟通。

二、饮食指导

术后患者给予高蛋白质、高热量和高维生素的营养膳食，如牛羊肉和瘦猪肉、鸡肉、鱼、虾、鸡蛋及豆制品，可以让患者多喝牛奶、藕粉和鲜果汁以及多吃新鲜的蔬菜水果。

三、作息指导

疾病初期患者多卧床休息。恢复期每日规定起床及入睡的时间，规定每日训练时间及运动量、三餐进食时间，使其形成正常生理节律。

四、用药指导

密切监测患者水电解质水平，出现多尿时报告医生，遵嘱使用垂体后叶素或醋酸去氨加压素片治疗尿崩症。应注意观察患者用药后的不良反应，指导患者合理服药，不得擅自增减药量或停止用药。

五、康复训练指导

（1）可通过控制运动等各种功能来达到最佳状态，从而恢复肢体功能。

（2）进行颈部运动的康复训练，避免术后纤维化的形成。

（3）术后应进行呼吸康复训练。

六、心理指导

要给患者足够的信心，语言训练从简单的单音、双音到句子，每进步一点要及时给予赞扬和鼓励。多在患者身边回忆往事，多谈谈开心事情，要像大人哄小孩子一样对待患者，要有爱心并尊重患者的意愿，使患者愉快地生活好每一天。

七、出院指导

（1）出院后准时、正确遵医嘱服药，嘱患者进行耐心、有效地锻炼，促进神经功能的恢复。

（2）保持良好的心理状态，积极参与力所能及的社会活动，最大限度地促进机体的康复并重返社会。

（3）定期门诊随访，如遇头痛、呕吐、视力下降等病情变化时应及时到医院就诊。

第八节 · 颅内转移瘤

颅内转移瘤是颅内肿瘤的一种，多指原发于身体其他部位的肿瘤通过某种途径转移到颅内，并在颅内形成新的病灶。颅内转移瘤的发病高峰年龄为40～60岁，男性多于女性。颅内转移瘤的原发器官，男性以肺癌最多见；女性以乳腺癌最多见。其中肺癌脑转移占30%～40%。颅内转移瘤以多发性最为常见，血行转移为最常见的转移途径。

颅内转移瘤为神经科常见恶性肿瘤，多由身体其他部位恶性肿瘤转移至颅脑内部所致，肺癌、肝癌、乳腺癌均可转移至颅内，多以血行、淋巴为途径，部分则为直接侵入，其转移途径多与原发肿瘤部位相关。目前对颅内转移瘤的治疗多采用手术治疗方案，包括颅内减压手术、肿瘤切除术、伽玛刀治疗等。充分的术前准备，科学、有效的围手术期护理对优化患者的手术疗效、降低并发症发生率有积极的价值。

颅内转移瘤成因分为两种形式：一种是身体其他部位的肿瘤转移至颅内，也就是广义的转移瘤；另一种是头颅周围组织器官发生的肿瘤，如鼻咽癌、颈部的软组织肉瘤等直接侵入颅内，这种情况多称为侵入瘤。颅内转移瘤可分为单发性、多发性和弥漫性。三种类型中以多发性最为常见，血行转移大部分为多发性。

一、护理观察要点及护理措施

（1）心理护理　恶性肿瘤患者可有不同程度的否认期、愤怒期、妥协期、抑郁期和接受期等一系列心理变化，应密切观察，给予不同的疏导和心理支持。术前了解患者的心理状况，一般癌症尤其是颅内转移瘤患者病程长、预后差，长期遭受疾病的折磨，心理上有不同程度的紧张、焦虑、恐惧表现，应遵循伦理道德原则，鼓励患者树立积极的心态，告知手术治疗的有效性，尽可能满足其心理诉求，舒缓患者的心理，并指导其转移注意力，通过阅读杂志、报刊及聆听轻音乐等形式放宽心态，提高治疗依从性。

（2）术前准备　围绕以人为本展开，对所有患者一视同仁，强化术前营养支持，并完善疾病相关检查，加强口腔、鼻腔的护理，做常规头颅手术备皮操作，合并颅内压增高者做降颅压处理，确保大便通畅，为每位患者建立个性化的信息档案，包括既往病史、各项检查结果及有无手术禁忌证等。

（3）面对面交流　以问卷调查的形式明确患者对手术的态度及信心，建立情感交流，聆听患者的诉求，缓解其焦虑情绪，全面评估患者，有效启发与引导，指导患者做换位思考，从社会、家庭、个人等方面评估自我，正确认识其价值，并积极、乐观面对手术。

（4）病情监测　术后24h内严密监测患者病情，并及时给予帮助，鼓励安慰患者，并做创口引流干预，排出残腔内气体及血液。

（5）体位干预　患者麻醉未清醒前，为避免窒息，宜取侧卧位，待患者清醒后，稍抬高床头20°，避免压迫减压窗，防治颅内压升高。

（6）疼痛护理　注意观察患者疼痛的部位、性质、持续时间和强度，指导患者使用不同的方法控制疼痛，对疼痛难以控制者可根据三级阶梯止痛方案遵医嘱给药。

（7）术后护理　注意监测患者生命体征及病情变化，做好引流管、切口和皮肤护理，预防感染。术后患者如无禁忌证，可在1～7天后离床活动，即早期离床活动。可先在床上做肢体运动和翻身练习。如果身体恢复良好，可逐步加大运动量，变换锻炼内容。对于瘙痒严重者，可以轻轻叩击局部，必要时可以用止痒水。不得用刺激的清洗剂清洗。

（8）并发症预防干预　术后1～2天密切观察并发症指征，观察患者生命体征、肢体功能、神志及瞳孔变化，预防出血、颅内压升高及脑脊液漏液，注意保护患者隐私，尊重患者，关心、关怀、关爱患者。

二、饮食指导

（1）术后24h，待患者吞咽、咳嗽反射恢复后进流质，2～3天后给予半流质，后逐步过渡至正常饮食。饮食上给予高热量、高蛋白、富含维生素、清淡易消化的饮食，如瘦肉、鱼、蛋、奶类，少量多餐。多食新鲜水果，保持大便通畅。

（2）鼓励患者摄取足够的营养，进食高蛋白、高维生素、高热量、易消化的饮食。对食欲较差、进食困难者宜少量多餐、少渣饮食，必要时给予静脉高营养支持。放疗期间忌服辛辣香燥等刺激性食物，如胡椒、葱、蒜、韭菜、羊、鸡等。

三、作息指导

疾病初期患者宜多卧床休息。恢复期每日规定起床及入睡的时间，规定每日训练时间及运动量、三餐进食时间。使其形成正常生理节律。

四、用药指导

应注意观察患者用药后的不良反应，指导患者合理服药，不得擅自增减药量或停止用药。

五、康复训练指导

（1）语言康复练习　如患者出现语言障碍，首先要给患者足够的信心，练习从简单的单音、双音到句子，对于患者的每一点进步及时给予赞扬和鼓励。积极引导患者正确表达，使其在锻炼的同时保持心情愉悦。

（2）生活自理能力练习　随着患者肢体功能的恢复，慢慢地要训练患者的生活自理能力，引导患者做一些力所能及的事情，如学习使用梳子、刷子，练习自己洗脸、洗澡、用手摄入食物等，具备简单的独立生活能力会使患者获得感情及生活自理的满足感。

六、心理指导

护理人员应详细了解患者的心理反应，给予理解和支持，帮助患者尽快进入角色，充分调动自身的潜能，积极与家人、医护人员进行沟通，树立战胜疾病的信心，配合治疗。

护理人员要细心掌握患者的全面情况，这就需要有效的沟通来体现，针对沉默寡言或者不善沟通的患者，护士要真诚、温和，采用启发、鼓励、引导等技巧与患者交流。在此基础上，护理人员能更全面地观察掌握患者心理变化情况。

护理人员应主动给患者讲解伽玛刀治疗的方法与疗效，帮助患者克服恐惧心理，同时邀请已经接受过治疗的康复者分享经验，使患者能够正确对待疾病和治疗。

适时调节患者情绪，患者在治疗前、治疗时、治疗后的不同心理状态会影响治疗效果，护理人员应观察到这个细微变化，及时帮患者疏导不良情绪，增强其治疗疾病的信心。

护理人员应鼓励家属给予患者支持，增强他们与疾病抗争的信心，减少不必要的心理负担，保持积极乐观的心理状态。

七、出院指导

（1）合理饮食　疾病的消耗、病痛的折磨、治疗不良反应等，往往会让患者存在不同程度的营养不良、消瘦、贫血、乏力等症状。这些症状不仅会影响患者的生存质量，而且会增加复发风险，因而康复期间一定要重视患者饮食的合理安排。回家后，应鼓励患者多吃高蛋白、高维生素的高营养食物，饮食也应做到营养均衡、品类齐全，以及时补充机体所需各种营养，促进机体的恢复。

（2）适当锻炼　需要充足的休息，以增强患者对疾病及治疗的耐受力。但在回家后，患者的病情已经稳定，而体质有待加强，因而除了注意休息外，还应适当增加一些运动量。适当锻炼不仅能够改善患者的食欲、体力、睡眠、精神，提高生存质量，而且有助于增强机体免疫力。

第九节 • 颅底肿瘤

颅底肿瘤是指源自脑底、颅底骨上面、颅底骨本身和颅底骨下面的肿瘤，可以向头端发展，侵入颅内，也可向尾端延伸，累及眼眶、鼻窦、鼻腔、颞下窝、咽旁间隙等区域。在这个部位可以发生多种类型的肿瘤及瘤样病变。颅底肿瘤是一种常见肿瘤，病灶主要位于颅底，而颅底位置较特殊，生理解剖结构复杂，特别是手术空间狭窄，为此，颅底肿瘤患者手术难度较大，风险也较大，并发症不容忽视。

颅底是头颈部重要的解剖部位。由于解剖结构深在，周围相邻的组织器官复杂，因此发生在颅底的病变也多种多样。临床上表现为颅底占位的肿瘤及瘤样病变基本上包括三种来源，即起源于颅腔内硬脑膜内外和颅神经、颅底骨本身以及颅底骨下方组织。来源于颅腔内的瘤样病变和肿瘤主要包括来源于垂体、颅内脑组织、脑膜和颅神经的病变，以良性肿瘤最为常见。

一、护理观察要点及护理措施

（1）密切观察患者生命体征　神志、瞳孔、血压若有异常，应及时处理。评估疼痛程度，观察患者疼痛伴随症状，如面色、呼吸、血压变化，尤其是瞳孔变化情况。遵医嘱使用镇痛药和脱水药，缓解疼痛。

（2）术前护理　患者易出现精神焦虑、丧失治疗信心等问题，护理人员要及时进行沟通，在术前对患者加强心理评估及疏导，增强其信心。

（3）术后护理　术后对患者的神志、呼吸、血压与脉搏进行监测。患者术后完全清醒，有咳嗽反射时拔除气管插管。帮助患者清除痰液，确保其呼吸道通畅。

（4）精神症状的观察和护理　颅底肿瘤术后由于颅内积气、颅内水肿、颅内压增高、脑组织的牵拉及神经损害等原因，可造成患者精神状态的改变，引起精神、情感、人格、行为和智力障碍。临床主要表现为烦躁不安、多语、谵妄、躁狂、欣快、偏执、幻觉和抑郁等。护理时注意保持病室环境的安静，操作尽量集中进行，动作轻柔娴熟，尽量减少对患者的刺激，关心体贴患者，同时做好家属的解释安抚工作。床旁留人照护，保证患者安全，同时注意医护人员的自我防护。症状严重时，遵医嘱给予镇静及抗精神病药物，必要时使用约束带约束肢体，注意松紧适宜，观察局部血液循环情况。

（5）注意以下术后并发症的观察与预防

① 颅内血肿：术后严密观察患者颅内血肿情况，如果出现异常，应及时行

CT 检查。一旦确诊发生颅内血肿，则协助医师实施手术将血肿清除。

② 脑水肿：充分给氧，给予脱水利尿，降低患者体温，使其能平稳度过脑水肿重要期。假如脑水肿情况比较严重，无法应用药物治疗时，则可以实施手术进行减压。

③ 脑脊液鼻漏：做好脑脊液漏的观察及诊断，保持患者颅内低压，指导患者平躺静卧，避免做咳嗽与喷嚏等动作，也可以按照医嘱使用降低颅内压药物，应用抗生素防止颅内局部感染。脑脊液漏的典型临床表现为鼻腔渗液、直立性头痛、恶心、耳鸣、听力及视力障碍等。若患者平卧位时偶有鼻腔往外渗液，量不多，但患者主诉有液体流入口腔，且有甜味，或晚上出现呛咳，此时应怀疑出现脑脊液漏。

④ 神经损伤：颅底肿瘤手术容易引发视、面与舌咽等神经功能障碍。一般来说，手术诱发的神经损伤在数月内能够得到恢复。但是，对恶性肿瘤进行治疗时需要行神经切除的患者，则有可能会出现永久性的神经损害，这种情况要及时告知患者及家属，并给予康复训练指导。

⑤ 脑缺血：术后可对患者行脑血管扩张、痉挛解除、血黏度降低等治疗，促进局部血液循环。也可让患者常规服用尼莫地平，以防止脑缺血的发生。

⑥ 其他并发症：癫痫、消化道出血、少尿、肺水肿等也是颅底手术后的常见并发症，可按照神经外科常规护理措施给予预防。

二、饮食指导

（1）饮食上给予高热量、高蛋白、富含维生素、清淡易消化的饮食，如瘦肉、鱼、蛋、奶类，少量多餐。多食新鲜蔬菜水果，保持大便通畅。

（2）指导患者摄入适宜的食物，选择适宜的餐具，让患者缓慢进食，不可快速吞食，对咽部存在食物残留予以清除。

（3）鼻胃肠管营养支持　对患者留置螺旋型鼻胃肠管予以肠内营养支持，在 X 线下观察置管的位置，每天最少注食 6 次。

三、作息指导

疾病初期多卧床休息。恢复期每日规定起床及入睡的时间，规定每日训练时间及运动量，三餐进食时间，使其形成正常生理节律。

四、用药指导

应注意观察患者用药后的不良反应，指导患者合理服药，不得擅自增减药量或停止用药。根据患者个体差异，术前半小时给予镇静药、止血药、止痛药、止吐药等，以减轻术中可能出现的一系列不良反应。疼痛实在难忍时，遵医嘱应用止痛药。

五、康复训练指导

（1）语言康复练习　如患者出现语言障碍，首先要给患者足够的信心，练习从简单的单音、双音到句子，对于患者的每一点进步及时给予赞扬和鼓励。积极引导患者正确表达，使其在锻炼的同时保持心情愉悦。

（2）生活自理能力练习　随着患者肢体功能的恢复，慢慢地要训练患者的生活自理能力，引导患者做一些力所能及的事情，如学习使用梳子、刷子，练习自己洗脸、洗澡、用手摄入食物等，具备简单的独立生活能力会使患者获得感情及生活自理的满足感。

六、心理指导

应做到热情接待患者，介绍病区环境、规章制度、主治医师及负责护士，消除陌生感，满足患者的需求，有计划地与患者沟通交流，鼓励患者表达心中感受，有针对性地采取疏导措施，给予安慰支持。帮助患者结识其他病友，鼓励家属定期探视。向患者讲解疾病的有关知识、治疗方法及自我保健意识，讲解成功病例，增强其战胜疾病的信心。指导患者放松，如缓慢的深呼吸、全身肌肉放松、听音乐等。

由于此手术采取颅面部入路，患者担心治疗效果的同时又担心术后形象受损，再加上多数患者对放射性粒子植入治疗不了解，担心粒子伤害周围正常组织，因而产生紧张、焦虑等一系列心理负担，甚至延误手术，错失最佳治疗时机。因此，患者的心理护理尤为重要，通过术前心理支持，了解患者的心理问题，进行有针对性的护理，耐心细致地对患者进行讲解，使患者了解放射性粒子植入治疗术的目的、原理、方法、效果，术后可能出现的并发症和注意事项，介绍成功病例，稳定患者情绪，争取患者及家属的积极配合。

七、出院指导

（1）合理饮食　疾病的消耗、病痛的折磨、治疗不良反应等，往往会让患者普遍存在不同程度的营养不良、消瘦、贫血、乏力等症状。这些症状不仅会影响患者的生存质量，而且会增加复发风险，因而康复期间一定要重视患者饮食的合理安排。回家后，应鼓励患者多吃高蛋白、高维生素的高营养食物，饮食也应做到营养均衡、品类齐全，以及时补充机体所需各种营养，促进机体的恢复。

（2）适当锻炼　需要充足的休息，以增强患者对疾病及治疗的耐受力。但在回家后，患者的病情已经稳定，而体质有待加强，因而除了注意休息外，还应适当增加一些运动量。适当锻炼不仅能够改善患者的食欲、体力、睡眠、精神，提高生存质量，还有助于增强机体免疫力。

第十节 • 头皮肿瘤

头皮肿瘤并不是医学领域中规范化的专业疾病名称。从根本上说，其属于皮肤来源肿瘤的范畴。严格意义上的皮肤肿瘤是指起源于皮肤及其附属器的一类良恶性疾病。但对于普通民众而言，可能模糊地认为所有发生在皮肤的占位性病变，都叫皮肤肿瘤，如发生在皮肤的血管瘤并不属于严格意义上的皮肤肿瘤，而属于血管来源肿瘤。皮肤肿瘤中属于良性的肿瘤包括皮脂腺囊肿、脂肪瘤、血管瘤、神经纤维瘤等；恶性肿瘤包括血管肉瘤、基底细胞癌、横纹肌肉瘤、平滑肌肉瘤、纤维肉瘤、脂肪肉瘤、鳞状细胞癌、黑色素瘤等。

头皮神经纤维瘤因位置特殊、体积巨大而面临术中出血多、修复难度大等问题。而使用皮肤扩张术能获得足以覆盖创面的保留原有组织细胞特性的新生组织细胞，是目前外科领域修复软组织缺损最为理想的方式。应用扩张头皮瓣修复头皮缺损还能避免游离皮片移植、无毛发区皮瓣转移等修复方式造成的秃发，获得良好疗效。对于严格意义上的皮肤肿瘤，紫外线照射是引起本病的重要因素之一；而对于其他皮肤部位的肿瘤，大部分病因不明，部分与遗传有关，如血管瘤。

一、护理观察要点及护理措施

（1）皮瓣护理

① 安置体位：以利于观察、利于引流、减少皮瓣张力为原则，采取合适的体位。头面部修复后，血管蒂位于颈部，术后均需低枕平卧位，制动 50 天。

② 保持引流通畅：负压引流适当，注意观察引流液的颜色、性质和量，并准确记录，防止引流管扭曲、受压等，以达到引流创面渗血和缓解局部张力的目的。

③ 切口敷料渗出及负压引流观察：严密观察头颈部切口渗出及引流情况尤为重要。术日和术后 1 天切口渗出较多，在头颈部垫无菌治疗巾，必要时换药，防止渗出过多逆行感染；术后 4～5 天内保持负压引流通畅，观察引流液量、性状。术后 1 天有 100～150mL 暗红色血性液体，以后液体量逐日减少，颜色渐变浅；当 24h 总引流液量少于 30mL 时，可拔除引流管。

④ 预防感染：感染是导致皮瓣坏死的主要原因。术后合理应用抗生素，同时及时换药，严格执行创面无菌操作，密切观察切口有无红肿、渗出等，发现异常及时处理。

⑤ 营养支持：患者的营养状况对于切口的愈合、术后能否顺利恢复及减少并发症的发生影响很大。嘱患者进高蛋白、高热量、高维生素饮食。不能由口进食者采用鼻饲饮食。如患者体质较差，适当给予补充白蛋白、血浆、脂肪乳等，改

善营养状况，以利其尽快恢复。

(2) 供皮区的观察与护理

① 将切口包扎妥当，防止敷料脱落，观察有无渗血、渗液、血肿等。

② 注意观察肢端末梢血液循环和活动情况，术后 5 天限制患肢活动，5 天后开始做功能锻炼，以恢复其功能。

(3) 生活护理及功能锻炼　患者久卧病床，生活不能自理，应预防压力性损伤。床上给予擦浴，鼓励患者多食水果、蔬菜，预防便秘。与患者聊天，了解其需求，及时解决。术后指导患者被动运动，协助患者做好关节运动，防止关节僵硬。

(4) 密切观察患者生命体征　神志、瞳孔、血压若有异常，应及时处理。评估疼痛程度，观察患者疼痛伴随症状，如面色、呼吸、血压变化，尤其是瞳孔变化情况。遵医嘱使用镇痛药和脱水药，缓解疼痛。可能出现局部脱发、皮肤瘙痒，嘱患者不能抓、挠，以防止皮肤溃烂。对于瘙痒严重者，可以轻轻叩击局部，必要时可以用止痒水。不得用刺激的清洗剂清洗。

二、饮食指导

为保证手术成功，加强与改善全身营养状况，增强创面愈合能力，提高皮瓣存活率，应鼓励、指导患者合理进食，给予高热量、高蛋白、高维生素的饮食，如瘦肉、鱼、蛋、奶类，少量多餐。多食新鲜蔬菜水果，保持大便通畅。

三、作息指导

疾病初期患者多卧床休息。恢复期每日规定起床及入睡的时间，规定每日训练时间及运动量、三餐进食时间，使其形成正常生理节律。

四、用药指导

应注意观察患者用药后的不良反应，指导患者合理服药，不得擅自增减药量或停止用药。

五、康复训练指导

(1) 语言康复练习　如患者出现语言障碍，首先要给患者足够的信心，练习从简单的单音、双音到句子，对于患者的每一点进步及时给予赞扬和鼓励。积极引导患者正确表达，使其在锻炼的同时保持心情愉悦。

(2) 生活自理能力练习　随着患者肢体功能的恢复，慢慢地要训练患者的生活自理能力，引导患者做一些力所能及的事情，如学习使用梳子、刷子，练习自己洗脸、洗澡、用手摄入食物等，具备简单的独立生活能力会使患者获得感情及生活自理的满足感。

六、心理指导

由于创伤大，术后常造成患者面容畸形，对患者心理影响较大。根据生物-心理-社会医学模式，以温和的语言积极帮助其改变态度。与患者交谈，向其介绍手术的必要性、方法及效果，介绍本院的医疗条件、技术水平，请同种手术成功患者现身说教等，使患者调整好心态，解除其焦虑及恐惧心理，树立战胜疾病的信心，积极配合治疗与护理。护理人员应做到热情接待患者，介绍病区环境、规章制度、主治医师及负责护士，消除其陌生感，满足患者的需求，有计划地与患者沟通交流，鼓励患者表达心中感受，有针对性地采取疏导措施，给予安慰支持。帮助患者结识其他病友，鼓励家人定期探视。向患者讲解疾病的有关知识、治疗方法及自我保健意识，讲解成功病例，增强战胜疾病的信心。指导患者放松，如缓慢的深呼吸、全身肌肉放松、听音乐等。

七、出院指导

（1）合理饮食　疾病的消耗、病痛的折磨、治疗不良反应等，往往会让患者普遍存在不同程度的营养不良、消瘦、贫血、乏力等症状。这些症状不仅会影响患者的生存质量，而且会增加复发风险，因而康复期间一定要重视患者饮食的合理安排。回家后，应鼓励患者多吃高蛋白、高维生素的高营养食物，饮食也应做到营养均衡、品类齐全，以及时补充机体所需各种营养，促进机体的恢复。

（2）适当锻炼　需要充足的休息，以增强患者对疾病及治疗的耐受力。在回家后，患者的病情已经稳定，而体质有待加强，因而除了注意休息外，还应适当增加一些运动量。适当锻炼不仅能够改善患者的食欲、体力、睡眠、精神，提高患者生存质量，还有助于增强机体免疫力。

第十一节・颅骨肿瘤

颅骨肿瘤（tumor of skull）是指发生在颅骨部位的占位性病变的统称，瘤体大多数起源于颅骨外板，生长缓慢，有时可自行停止生长。好发于20～30岁的青壮年。目前病因不是十分清楚，部分与外伤有关。颅穹窿部的骨瘤较颅底部多见，尤其是额骨和顶骨。颅骨肿瘤按病变的性质大体可分为三类：①良性颅骨肿瘤；②恶性颅骨肿瘤；③颅骨肿瘤样病变（类肿瘤）。

临床症状主要是无痛性颅骨肿物，多可累及颅骨外板。内板型较大者可引起或伴有轻微不适，可引起颅压增高症状如头痛等，还可导致视力下降、容貌改变，重症者可引起神经功能障碍等。

治疗上需要根据肿瘤的类型选择相应的治疗手段，临床症状明显、生长迅速怀疑恶变、影响颅面部美容的骨瘤应手术切除，生长缓慢而无症状者可临床随诊观察。手术效果一般比较良好，治愈率高。但如果在治疗的过程中出现意外，引起其他病症，就会导致手术效果不佳，使病死率增高。因此要注重颅骨肿瘤的术后护理。颅骨肿瘤手术治疗预后良好，少数患者可复发。

一、护理观察要点及护理措施

（1）应给予患者安静的休养环境，减少探视人员，做到“四轻”：走路轻、说话轻、操作轻、关门轻。手术后患者需要充分地休息，因此尽量减少探视人员的数量，保证患者每天得到充足的休息。禁止在病房内大声说话和吸烟。如果肿瘤患者年龄小，生活需要父母的照顾，对医院陌生的环境出现恐惧心理，父母应该陪同，缓解患儿的恐惧，有利于病情的康复。

（2）密切观察患者血压、脉搏、呼吸、体温，注意液体出入量及水电解质平衡。观察患者意识、瞳孔大小、对光反射等。

（3）及时询问患者病情，了解病情变化，是否出现视觉障碍、肢体活动障碍、意识障碍等，做好心电监测。重症患者应及时建立静脉通路，一般采用深静脉或留置针，以保证定时给予药物。每个月更换鼻胃管、尿管。

（4）手术后患者尽量不要外出，以免增加感染风险，如果不小心感冒也会影响病情的恢复。如果必须外出，需要有人陪伴，防止发生跌倒、摔伤等意外。

（5）卧床时抬高床头 15°～30°，有利于颅内静脉回流，降低颅内压，保持呼吸道通畅，如呕吐时应注意头偏向一侧，防止呕吐物误吸入呼吸道而引起窒息。有意识障碍者应防止鼻咽部分泌物流入呼吸道，以免引起呼吸道阻塞，并发肺部感染。痰液黏稠时，轻拍背部或超声雾化、蒸汽吸入。

（6）如果患者的肢体功能出现障碍，要常常帮助患者活动肢体，减轻功能障碍症状，防止肌肉发生萎缩。

（7）疼痛护理。做好患者的疼痛评估，在此基础上制定疼痛治疗计划。观察疼痛的部位、时间、性质、程度，患者的表达方式及疼痛对患者的影响。认真倾听患者主诉，减轻心理压力，可通过听舒缓音乐、深呼吸、指导想象、触摸等方法分散患者的注意力。根据医嘱按三阶梯给药法给止痛药，注意观察用药后的效果及反应，保证患者舒适度，取半卧位以减轻头部水肿。

（8）避免术后感染

① 术后要加强对手术创口的护理，定期换药；

② 行颅骨缺损修补者，注意局部有无积液，发现后及时处理，以防切口感染以及颅骨感染；

③ 嘱患者及家属日常生活中要注意保护伤口，避免外力对创口造成破坏。

（9）呕吐护理。可能与术后出血、颅内压增高、脑膜受到血液刺激有关。

①护理人员每天帮助患者进行口腔护理，清除口腔分泌物。②重症患者头部偏向一侧，避免呕吐物或呼吸道分泌物误吸入气管。③深昏迷患者除给予必要的吸氧外，应及时报告医生，建议气管切开或插管，保持呼吸道通畅，防止出现呼吸衰竭。

（10）压力性损伤是长期卧床患者最常见的并发症。定期翻身，避免皮肤长期连续受压，保持皮肤和床单位的清洁平整，避免汗液、尿液的刺激，使用气垫床，促进血液循环。还应加强营养，增强机体抵抗力，避免压力性损伤的发生。

（11）严密观察患者病情变化并做好记录，并对观察记录做相关分析，发现异常应及时报告医生处理。

二、饮食指导

颅骨肿瘤患者应进食高蛋白、高碳水化合物、高维生素、低脂肪、易消化的清淡饮食。

（1）宜多吃具有抗骨髓病、骨瘤作用的食物，如海带、紫菜、淡菜、海蛤、裙带菜、杏仁、桃仁。

（2）骨痛宜吃龟甲、甲鱼、牡蛎、螃蟹、虾、核桃。

（3）宜吃泥鳅、海鳗、毛蚶。

（4）宜吃猪肝、香菇、芝麻、蜂乳、黄鱼、花生、海参、草鱼、鲍鱼。

（5）禁忌

① 忌咖啡、烟酒及辛辣刺激性食物；

② 忌霉变、腌制、油煎、肥腻食物；

③ 忌羊肉、鹅肉、猪头肉等发物。

（6）规律饮食，按时三餐进食，形成正常生理节律。

三、作息指导

（1）疾病初期患者应多卧床休息，避免劳累。

（2）恢复期应每日规定起床及入睡的时间，规定每日训练时间及运动量。

四、用药指导

颅骨肿瘤通过手术治疗是可以治愈的，但在手术期间应当配合口服药物治疗。遵医嘱按时服药，同时按医生要求定时复查各项指标。

（1）如服用司莫司汀胶囊的患者应定时复查血常规，一般在用药后的4～6周出现白细胞或是血小板减少的情况，持续时间在5～10天。

（2）如服用复方斑蝥胶囊的患者，此药可有效改善病情，降低该病带来的危害性，但糖尿病或是糖代谢紊乱的患者应慎用。

（3）其他并发症的对症药物治疗应注意观察患者用药后的不良反应，正确服药，不得擅自增减药量或停止用药。

五、康复训练指导

（1）协助患者日常生活，如大小便、进食、穿衣、沐浴等。

（2）颅骨肿瘤患者应进行 24h 陪护，使用床栏，防坠床跌伤。

（3）康复期训练。

① 指导家属每小时帮助患者改变体位，保护患者肢体功能。

② 协助患者按摩肢体，每次半小时，从一天一次逐渐增加到一天三次。

③ 患者病情稳定后，开始肢体训练，并指示患者在不同恢复阶段进行卧位、坐姿、站立姿势和步行训练。

④ 在体位训练中，当患者的肌肉力量增加到 2 级水平时，进行坐位训练，时间从每天 5min 逐渐增加到 1h。当患者的肌肉力量增加到 3 级时，可进行站立训练，时间从每天 1min 逐渐增加到 15min。当患者的肌肉力量增加到 4 级水平时，可以进行行走训练，并做好保护措施，避免跌倒。

（4）视觉综合征的患者主要表现为斜外视、调节障碍、集中受限、低眨眼率、空间定向障碍、固定和追逐障碍等，可使用眼罩、外科矫治、柱状镜或视觉训练进行治疗。

六、心理指导

颅骨肿瘤患者要有良好的心态，劳逸结合，保持心理平衡。精神状态能很好地调节内分泌功能，激活机体免疫系统功能，从而达到防病、治病的目的。对疾病以及并发症的恐惧，会使患者存在不同程度的心理问题，病情所致的视觉障碍以及肿瘤术后对容貌的改变可能导致患者生活上的困难以及自卑心理，负性情绪存在时间长会影响康复。在与患者交流时，要给予患者停顿时间，适时支持、鼓励，增强患者战胜疾病的信心。护理人员应把同理心应用于护理上，尽量满足患者的要求，减轻患者的负性情绪，帮助患者接受、适应实际的健康状况。

七、出院指导

（1）出院后心理指导　将颅骨肿瘤临床症状及术后注意事项向患者进行讲解，使患者对病情的认知提高，告知患者保持平和的心态，避免过度激动和紧张。

（2）出院后饮食指导　纠正患者不良饮食习惯，戒烟酒，出院后要遵照医生的建议加强营养，减少肥肉和动物内脏的摄入，少吃高油脂、高盐的食物，多食用新鲜的蔬菜和水果。

（3）出院后用药指导　耐心告知患者规律性服药的重要性和必要性，定期检查，如有不适，及时就诊。

（4）出院后功能锻炼　注意生活作息规律，保持睡眠充足，经常做肢体的锻炼。在出院之后的一段时间要避免单独外出，不宜攀高、骑车、游泳。

（5）病情相关指导　注意保暖，预防感冒。预防并发症，预防感染。出院1～2个月需要定期复查，了解病情变化。

第十二节 • 脊髓、脊柱肿瘤

脊髓肿瘤（tumor of spinal cord）亦称椎管内肿瘤，是指生长于脊髓及与脊髓相近的组织，包括神经根、硬脊膜、血管、脊髓及脂肪组织等的原发、继发肿瘤。可分为脊髓内及脊髓外肿瘤。原发脊髓肿瘤每年新发病例在2.5/10万，大约是脑肿瘤发病率的十分之一。临床上常见的肿瘤有神经鞘瘤、脊膜瘤、神经胶质瘤、先天性肿瘤（表皮样囊肿、皮样囊肿、畸胎瘤）、海绵状血管瘤、血管网织细胞瘤、转移瘤、肉芽肿等。多见于20～40岁，男性多于女性，但是脊膜瘤多发于女性。主要病因与遗传、外伤及环境关系密切。半数患者来源于腰骶部感染和尾部藏毛窦感染，约占总报道病例的50%，可经动脉或静脉进入脊髓。临床上常继发于肺部、心脏、泌尿生殖系统以及体表皮肤化脓性感染等。创伤后感染多见于开放性脊髓外伤、腰穿等。

在疾病早期可出现神经根性刺激症状，表现为电灼、针刺、刀割或牵拉样疼痛，咳嗽、喷嚏和腹压增大时可诱发或加重疼痛，夜间痛及平卧痛是脊髓肿瘤的特殊症状。脊髓部分受压期表现为受压平面以下同侧肢体运动障碍、对侧肢体感觉障碍。脊髓内肿瘤感觉平面是从上向下发展，脊髓外肿瘤则由下向上发展。脊髓完全受压期表现为受压平面以下运动、感觉、括约肌功能完全丧失，并且不可恢复。MRI是脊髓肿瘤最常用的检查方法，可清晰显示病变范围、特点，结合增强扫描，可直接观察肿瘤形态、部位、大小及与脊髓的关系。

脊柱肿瘤（spinal tumor）指发生于脊柱的原发性及继发性肿瘤。原发性脊柱肿瘤的总体发生率约为0.4%。绝大多数青少年脊柱肿瘤为良性，而中青年患者恶性肿瘤可能性大。良性肿瘤多累及后方结构，恶性肿瘤则多累及椎体。原发性良性脊柱肿瘤一般进展慢，病程长；恶性脊柱肿瘤则进展较快，病程短，临床症状出现较快，约占每年新增恶性骨肿瘤的10%。脊柱肿瘤与骨肿瘤一样，其发病原因迄今不明，致病因素较为复杂。主要临床表现为背部疼痛、局部肿块、脊柱畸形以及神经功能障碍等。脊柱肿瘤检查主要包括X线片、CT以及磁共振等，对于转移性病灶，可行全身骨扫描（ECT）及单光子发射计算机断层扫描（SPECT）等。

脊髓、脊柱肿瘤的治疗主张手术切除，影响脊柱稳定性的，一期应行脊柱内固定，以维持脊柱的稳定性。手术治疗均在显微镜下行肿瘤切除，达到对神经及血管最大程度的保护。良性肿瘤手术治疗，对于不涉及脊柱稳定性者，显微手术切除加椎板复位；对于导致脊柱不稳者，显微手术切除加脊柱内固定。恶性肿瘤行肿瘤切除及去椎板减压；影响脊柱稳定性的恶性脊柱肿瘤，可手术行肿瘤切除及脊柱内固定，达到缓解症状及维持脊柱稳定的目的。恶性肿瘤需活检明确病理，根据病理性质行放疗、化疗或其他方法治疗。

一、护理观察要点及护理措施

（1）保持室内安静，定期消毒病房，调整光线及空调温度，为患者创造良好的休息环境。密切观察患者血压、脉搏、呼吸、体温，注意液体出入量及水电解质平衡。

（2）观察患者意识、瞳孔大小、对光反射等，及时询问患者病情，了解病情变化，了解患者生命体征和检查报告，观察手术部位皮肤有无化脓性病灶。

（3）女性患者需询问月经来潮日期。保持床铺平整干燥，防止压力性损伤的发生。

（4）护理人员每天帮助患者进行口腔、脸、脚等清洁工作，让患者感到舒适。

（5）术前告知患者避免受凉，预防感冒。术前 1 天进行术区皮肤准备、备血、抗生素及麻醉药物过敏试验，并做好记录。根据术前检查评估患者风险，制定防护方案，讲解脊柱肿瘤切除术术中、术前、术后注意事项，避免产生恐惧等不良情绪。术中迅速建立静脉通路，进行股静脉穿刺和诱导麻醉，备好冷光源头灯底座，严密观察生命体征。手术麻醉清醒后按摩刺激腓肠肌和比目鱼肌。术后做好心电监护及氧气吸入，抬高床头 15°～30°，防止脑水肿，镇痛泵镇痛，电兴奋刺激恢复脊柱功能，卧床期间勤翻身，及时更换床单，清理渗出液。

（6）术后待患者麻醉作用彻底消失后，观察其呼吸和四肢肌力情况。对于高颈位手术患者，还需特别观察眼睑、瞳孔等情况，以确定患者是否存在颈交感神经损伤，再根据情况上报主治医师予以处理；对于胸椎手术患者，观察四肢肌力、活动是否受限；马尾手术患者则重点察看其肛周皮肤感觉及下肢肌力是否正常，一旦发现异常情况，则考虑可能存在脊髓水肿或出血情况，应立即通知主治医师予以紧急处理；皮肤感觉异常者，可给予物理降温或升温，但禁止冷敷或热敷。术后还应尽早予以四肢功能训练指导，以有效预防深静脉血栓，确保微循环通畅，除此还可防止发生肌肉萎缩性关节变形。

（7）呼吸道护理。为减少术后坠积性肺炎的发生，术前在床上进行咳嗽训练，吸烟的患者术前应戒烟 2 周。为防止术后患者呕吐物误吸，禁食 24h 以排空胃肠道、减轻胃内压。及时清理口腔及呼吸道分泌物，时刻保持患者呼吸道的通畅，必要时行气管切开或呼吸机辅助呼吸。

（8）尿路感染预防护理。为确保脊髓手术患者顺利度过排尿困难阶段，必须为其护理好尿管，以尽可能防止出现并发症；护理人员每日均应为患者清洁外阴，每日擦洗会阴1次，膀胱冲洗每日1次，每3～4h开放1次导尿管，从而使得患者膀胱括约肌收缩得到较好的锻炼，尿管每周更换1次即可，以防发生尿路感染；鼓励并叮嘱患者一定要多饮水，告知其多饮水的好处，并予以适当监督；当患者自觉有排尿感则可予以拔管，注意，若患者残余尿量经测量仍高于50mL，则不可拔除尿管。

（9）便秘护理。患者便秘与多种因素相关，如饮食不当、床上排便无法适应、神经功能障碍等；为增强肠道蠕动，应要求患者多食水果、蔬菜、含纤维素较多食物，并叮嘱其多饮水；护理人员还可教会患者按摩辅助排便方式，一般为顺着肠蠕动方向，从上到下或从右到左，由轻到重再由重到轻，让患者自己进行腹部按摩；监督并帮助患者逐渐养成按时排便的好习惯，若患者采取上述方式仍未见明显排便效果，可考虑使用缓泻药、润滑药、灌肠等方式缓解便秘。

（10）脑脊液漏护理。脑脊液漏好发于术后2天内，为此护理人员对术后患者引流液的观察十分重要，主要察看引流液色、量及敷料有无渗出；若患者引流量较之前明显增多，引流液颜色不再血性，而是变得清亮，且敷料潮湿，患者主诉头疼，可考虑患者出现脑脊液漏，立即报告主治医师，待确认为脑脊液漏后予以漏口缝合处理。

（11）切口防感染护理。切口感染主要出现于术后第3天，常规预防护理操作有：每2h监测1次体温；术中规范操作，重视消毒处理，同时为患者止血也要仔细，应用抗生素防感染，特别注意预防脑脊液漏；若患者术后72h内引流量低于50mL则予以拔管；若患者切口组织出现渗血、水肿及不良对合，则每日用氦氖激光治疗2次，一般1周之后拆线，拆线不宜过早；注意观察患者切口敷料情况，若切口敷料已湿则需及时给予更换；为减少对切口的压迫，患者翻身时应放轻放缓；护理人员应帮助患者始终保持其床单处于平整状态，并为其清洁皮肤并擦干；若有发热情况出现，则予以物理降温，若仍无法控制则予以药物降温，注意为患者补充足够的水分，以有效维持患者体内电解质的平衡。

（12）疼痛护理。显微技术逐渐被临床广泛应用后，脊髓肿瘤手术患者术后几乎很少出现脊髓损伤情况，但疼痛仍不可避免，且通常为术后严重于术前。为减少患者心理负担和压力，应对其做好安抚工作，告知其疼痛只是暂时的，减轻疼痛的主要方式为关节适当活动；若疼痛非常严重，则需向主治医师说明情况，并遵医嘱为患者使用止痛药，还可应用镇痛泵，以最大限度地减轻患者疼痛。

二、饮食指导

嘱患者食以清淡易消化食物，富含高热量、高蛋白、维生素、纤维素的食物为主，防止便秘。术前3天给予清淡、易消化的饮食，忌食油腻、煎炸、辛辣、刺激性强的食物。术后由流质逐步过渡到普通饮食，对于部分吞咽困难的患者给予鼻饲流质饮食。

三、作息指导

疾病初期患者应多卧床休息。恢复期每日规定起床及入睡的时间，规定每日训练时间及运动量、三餐进食时间，使其形成规律、正常的生理节律。

四、用药指导

脊髓脊柱肿瘤治疗以手术、放疗、化疗为主，用药为辅。主要是营养神经的药物治疗，如维生素C、维生素B_{12}、甲钴胺，还可使用神经生长因子。术后急性期，通过静脉输入20%甘露醇注射液或者注射用七叶皂苷钠来缓解术后水肿，但甘露醇和七叶皂苷钠注射液均属于高渗类药物，如发生药液外渗可导致局部皮肤组织水肿甚至坏死，因此在使用此类药物时，应勤观察穿刺点是否有渗液，液体是否输入顺畅，如有渗出或者不适及时告知医务人员，做相应的处理。

五、康复训练指导

（1）体位及功能锻炼护理。术后6h内嘱患者取平卧位，搬动时以轴线翻身，轴线45°～60°，避免关节突的脱位加重患者疼痛。

（2）保持脊柱的水平位，对于颈椎椎管内肿瘤患者术后应采用颈托颈部制动，避免颈部过伸过屈压迫脊髓，造成损伤。

（3）对于脊髓损伤下肢无法活动的患者，对其进行被动踝关节跖屈和背屈运动，每次10min，每日4次，保持踝关节活动度，促进下肢末端血供。术后2～3天拔除引流管后，指导患者进行扩胸运动。平躺，双手置于胸前，缓慢向床面移动，以胸部肌肉感觉收缩为宜，每次20～30下，每日3次。训练过程中注意观察患者的呼吸、面色及其他症状，训练次数采用循序渐进的方式。

（4）患者佩戴支具后，指导患者卧位行上肢水平运动，在全身肌肉放松时，嘱患者前屈肩关节置于床面水平，并在双上肢水平外展时呼气，水平内收时吸气，每次5～10下，每日4次。佩戴支具后指导患者行半卧位，逐步调整为坐位，继而为下床活动创造条件。

（5）卧床2周后，根据病情下床活动，由专业护士进行保护，根据病情适当调整患者活动量，对于下肢瘫痪的患者，应进行被动下肢强化训练。

（6）早期的功能锻炼对于预防神经根粘连最为有效。患者早期进行适当的被动性及主动性肢体功能锻炼，还有利于预防深静脉血栓的形成。

（7）急性期后，为防止四肢肌肉群萎缩，应指导患者进行功能锻炼，防止关节僵硬，恢复肢体功能。而对截瘫患者则应活动四肢各关节，活动范围尽量达到关节伸展的最大程度。也可用电刺激仪对萎缩的肌肉群进行电刺激，产生被动运动。当患者上肢恢复了部分运动后，指导患者做扩胸运动或握拳运动，每日 2 次，同时嘱家属可以配合患者做肌肉按摩和关节的屈曲活动，增加肌张力。

六、心理指导

患者一旦知道自己患肿瘤后往往产生害怕、焦虑、抑郁心理。同时出现肢体瘫痪，日常活动受到限制，这对于患者心理来说是双重打击。因此，心理护理显得尤为重要。心理支持的基本原则是运用恰当的医学知识和心理治疗，通过不断观察和了解患者的心理活动，主动与其交谈，与患者建立良好的护患关系，使患者逐步认识到自己的病情，逐渐适应自己所处的环境，并能调动其积极性，使患者积极配合医护人员的治疗。并向患者介绍治疗成功的病例，使患者消除恐惧与焦虑，树立信心，以良好的状态接受治疗。

家属也可能处于悲伤状态，并因患者病情、预后及治疗经费筹备等因素而变得烦躁不安、悲观、消极。此时，选择适当时机开导、安慰、鼓励家属。家庭具有影响和调节动力，缺乏家庭支持的患者治疗过程难以适应，支持型的家庭环境可以增强肿瘤患者的抵抗能力。调动家属的积极性，使患者得到安慰和鼓励，为今后进一步康复治疗打好基础。

以患者为中心实施心理护理，有意识加强与患者之间的沟通，通过温馨和关怀性的语言进行宣教，使他们对手术后的一些基本知识有更加详细的了解，耐心地回答患者所提出的问题，消除患者术后的恐惧感及消极的态度。向患者及家属讲明手术情况，解除患者的顾虑，鼓励患者积极配合医护工作。

七、出院指导

（1）出院后心理指导　患者出院后面对未知的社会压力会产生很多的心理问题，护理人员应观察患者心理状态，耐心疏导，帮助其重建生活的信心，让患者早日回归社会。

（2）出院后饮食指导　应多食高蛋白、低脂肪、富含膳食纤维易消化的饮食；对于植物生存状态的患者教会家属如何给患者进行鼻饲，注意流质温度，告知更换胃管的时间，保证营养摄入。

（3）出院后用药指导　定时用药，定期检查，如有不适，及时就诊。

（4）出院后功能锻炼　应加强语言、肢体功能锻炼及生活自理能力的训练。

（5）病情相关指导　预防并发症，预防感染，定时来院复查。

第十三节 • 脑肿瘤化疗

颅内肿瘤的发病机制目前尚未完全探明，较为明确的危险因素是电离辐射。脑肿瘤的治疗目前仍以手术为主，但手术复杂、风险较大，且由于脑肿瘤生长迅速、边界不清，仅依靠手术难以彻底切除，术后复发率高，因此手术治疗后常联合采取化学疗法。针对恶性肿瘤，术后应及早进行化疗，也可在放疗同时进行化疗。应选择毒性低、分子小、脂溶性高并且易通过血脑屏障的化疗药物。化疗药的给药方法包括局部给药、动脉内给药、联合骨髓/末梢血干细胞移植的大剂量给药及借助甘露醇增加血脑屏障通过率等，一般主张在初期治疗时宜经静脉全身给药。化疗对生殖细胞瘤和淋巴瘤效果较好，对胶质瘤也有一定疗效。化疗有助于提高患者的无进展生存期和总生存期。

一、护理观察要点及护理措施

（1）注意神志、瞳孔变化，监测生命体征每小时 1 次至平稳。如穿刺侧肢体冷、苍白、无脉或脉弱，表示可能有血栓形成，应立即报告医生处理。

（2）视力视野障碍、单侧肢体软弱无力患者护理　患者入院 2h 内责任护士使用针对患者制作的“跌倒、坠床危险因素评估表”，评估患者安全隐患，对发生跌倒坠床风险进行评估，分为高中低三度。每周评估 1 次，患者发生病情变化（如手术、病情恶化等）时，立即进行评估。患者有高龄、使用药物对症治疗、既往史或有神志、感觉、身体、行为、排泄异常等情况视为有跌倒或坠床的风险，护士执行相关防护措施，即床头悬挂警示标识，履行安全告知义务，并让其签字确认已知晓；嘱其避免使用和远离危险物品；将常用物品放置于健侧肢体伸手可及之处；地面湿滑时禁下床活动；物品摆放有序，通道无障碍物；夜间保持一定的光源；留专人陪护。如发生跌倒、坠床等意外事件，立即按流程上报。

（3）头痛护理　采用 0～10 数字疼痛强度量表让患者描述头痛强度，加强环境管理，减少探视人员，操作做到“四轻”。若患者疼痛难忍时，及时告知医生，遵医嘱给予止痛治疗。

（4）注意保暖，嘱其避免感冒咳嗽，保持大便通畅，以免一过性颅内压增高。

（5）输液护理　因化疗药物对血管有刺激作用故临床采用经外周穿刺中心静脉导管（PICC）的方法完成治疗。当患者因个人意愿仍选择外周静脉置管（套管针），护士为其穿刺前合理选择血管，穿刺处上方外敷透明敷贴，加强巡视；嘱患者减少活动；在输液过程中如有不适及时告知护士。

（6）恶心、呕吐护理　化疗患者多出现恶心、呕吐症状，护士在三餐时观察患者进餐情况；食欲较差时给予清淡、易消化、少刺激、高维生素饮食，少食多餐，呕吐时及时清理呕吐物及更换污染的衣物；呕吐严重时给予药物治疗。

（7）控制感染 严格执行无菌操作，监测体温，减少陪护和探视人员。

（8）观察皮肤是否出现瘀点、瘀斑；嘱其避免磕碰、跌倒等外伤；在进行血管穿刺、肌内注射后延长按压时间。

（9）进食高分子多糖体和协助造血功能的食物。

（10）穿刺部位红肿，则可能为感染或迟发血肿。若为感染，加强抗感染治疗；若为迟发血肿，给予50%硫酸镁湿热敷，以减轻局部疼痛和加快血肿吸收。

（11）皮肤护理 部分患者出现皮疹，遵医嘱给予抗过敏治疗；嘱其不要抓挠皮肤；出现皮肤损伤的患者，给予生理盐水3～4次/日清洗破损皮肤；保持病服清洁；禁食辛辣、刺激性食物。

（12）肝肾功能损害 多数抗癌药在肝脏代谢，经肾脏排出体外，给予高蛋白、高糖、高维生素和低脂饮食，为防止肾损害，要鼓励患者多饮水，保持水化和碱化尿液。

（13）规律作息 嘱患者多卧床休息。每日规定起床及入睡的时间，规定每日训练时间及运动量、三餐进食时间，使其形成正常生理节律。

二、饮食指导

护士在三餐时观察患者进餐情况；食欲较差时给予清淡、易消化、少刺激、高维生素饮食，少食多餐，特别是15岁以下的患儿注意食物颜色搭配和饮食种类的多样化。创造欢快、清洁的就餐环境，恶心、呕吐症状缓解时，多进食富含膳食纤维、高热量、高蛋白、高维生素类食物。告知患者禁烟酒，避免生冷辛辣刺激性饮食。

三、作息指导

脑肿瘤患者使用化疗药物后免疫力较低，化疗后药物不良反应较强，因而影响睡眠质量，容易睡眠不足，应加强作息管理，减少家属陪护及探视，给患者创造安静的治疗休息环境。护士进入病房时应做到“四轻”，即操作轻、说话轻、走路轻、关门轻。患者应注意多休息，勿熬夜，避免疲劳，以免引起免疫力低下，疾病得不到较好的控制。

四、用药指导

术前4～6h禁食、禁水，以防术中呕吐。术中和术后患者可出现术侧眼球及眼眶胀痛、结膜充血、流泪，头面部发热，重者出现同侧额部或枕部痛，恶心、呕吐，甚至并发迟发性视网膜炎、视力障碍、脑血管痉挛、脑水肿和脑栓塞等。

所以术后须密切观察神志、瞳孔和生命体征变化。及时应用脱水药、激素和神经细胞营养药，并根据发生的并发症做相应处理。

五、康复训练指导

协助患者日常生活，如大小便、进食、穿衣、沐浴等，患者应进行24h陪护，使用床栏，防坠床跌伤。帮助患者进行康复期训练，协助患者按摩肢体，病情稳定后，开始肢体训练，并指示患者在不同恢复阶段进行卧位、坐姿、站立姿势和步行训练，训练过程中做好保护措施，避免跌倒。

六、心理指导

告知患者肿瘤疾病相关知识，并向患者解释本疗法的优点及有可能出现的不良反应和术中术后的注意事项，使患者有充分心理准备，消除恐惧、紧张、忧虑等不良情绪，使其提高治疗信心，积极配合医护人员治疗和护理活动，以放松的心态面对疾病，积极主动配合治疗。

使用焦虑自评量表评估患者和家属的焦虑程度，大于50分时进行心理干预，加强沟通，鼓励其宣泄内心的痛苦，认真对待患者及家属提出的要求，耐心解释对病情的疑问，详细讲解治疗方案、护理措施。15岁以下的小儿患者，初次接触时首先与其父母交谈，了解患儿特点，与其接触时使用昵称，消除陌生感，寻求家属的亲情支持，建立和谐的护患关系。

七、出院指导

（1）出院后应遵医嘱继续服用药物，并定期复查血常规、肝肾功能；根据气温变化及时增减衣物，注意防寒保暖，避免感冒；保持室内空气新鲜，每日应开窗通风至少30min；避免去人群集中的场所；避免接触正患传染性疾病的患者，如感冒、麻疹、水痘等；注意个人卫生，勤洗澡，尤其是饭前便后要洗手。

（2）根据患者病情严重程度，给予针对性建议，让患者在日常生活中养成健康合理的饮食习惯，适当进行体育锻炼，保证充足的休息时间，增强自身抵抗力，保持良好的心态。应用化疗药物均会造成不同程度的脱发，用药后2～3周头发开始逐渐脱落，化疗结束后1～2个月内，毛发通常可以重新长出。嘱患者梳头时要动作轻柔，并使用性质温和无刺激的洗发液；避免染烫发，吹干头发时温度不易过高。

（3）规律作息，勿熬夜，避免劳累。

（4）嘱咐患者密切注意身体状况，并定期回医院复查，一旦出现复发症状，要及时就医。

第十四节 · 脑肿瘤放疗

颅内肿瘤的发病机制目前尚未完全探明，较为明确的危险因素是电离辐射。脑肿瘤的治疗目前仍以手术为主，但手术复杂，风险较大，且由于脑肿瘤生长迅速、边界不清，仅依靠手术难以彻底切除，术后复发率高，因此手术治疗后多采取放射治疗。放疗主要有以下方式：①常规放射治疗，这是颅内肿瘤主要的辅助治疗措施；②立体定向放射治疗，其持续时间可长达数年。

由于长期治疗患者的精神和经济负担大，且放疗过程中易出现颅内压增高、头晕、视物模糊、癫痫发作、肢体乏力、情感障碍等表现，导致患者出现消极、悲观等不良情绪，甚至放弃治疗，不利于患者的治疗及康复。因此术后放疗护理工作极为重要。

一、护理观察要点及护理措施

（1）护理人员在放射治疗期间要严密观察患者的病情变化，做到及时发现、及时处理。每次放射治疗前护理人员要给患者测量体温，复查外周血象，时刻了解患者体温及血象的变化。治疗过程中患者出现病情恶化，如体温超过 38℃，同时白细胞和血小板低于参考值而无法控制时要及时通知医生，进行正确的处理和救治。

（2）定时翻身。每 2h 翻身一次，依次为左侧卧位、仰卧位、右侧卧位。当患者处于侧卧位时，要用枕头或者软垫顺着脊柱的方向放置，其目的是防止患者回到原来的卧位；下腿伸直，上腿屈曲，两腿之间置一软垫，防止压力性损伤。每翻身一次，按摩受压部位 5～10min，尤其是枕骨隆突、肩胛骨、肘部、骶尾部及足跟，以促进血液循环，减少压力性损伤的发生率。

（3）口腔护理。由于患者生活自理能力受限，每日做口腔护理两次（早晚各一次）。用复方氯己定漱口液棉棒擦拭口腔，按照刷牙的顺序，最后是舌面。一共用 3 根棉棒，上牙齿、下牙齿、舌面各一个棉棒，防止口腔感染。

（4）皮肤护理。放射线对肿瘤细胞有杀伤作用，对正常的组织细胞也有一定杀伤力，放疗使患者皮肤变薄，患者易出现放射性皮炎、皮肤溃疡、瘙痒等，应避免患者抓破皮肤引发感染。如果皮肤瘙痒可外涂珍珠沫或冰片滑石粉，建议患者减少对放射治疗部位皮肤的摩擦，保持皮肤的清洁干燥，宜穿柔软、宽大、吸湿性强的衣物。治疗期间局部皮肤禁用冷、热敷，避免日光、肥皂等刺激，必要时戴帽或佩戴假发。

（5）颅内高压（脑水肿）是肿瘤放疗后的常见并发症，其发病原因是微细血管结构及循环损伤，导致管壁通透性发生改变，引起周围脑组织水肿，从而使颅内压增高。临床多表现为嗜睡、头痛、烦躁、视物模糊、恶心呕吐、呆滞等。因此，放疗期间护理人员应密切观察患者病情变化，如患者神志、瞳孔、生命体征、语言、肢体情况及有无颅内压增高的临床症状，按医嘱测量记录血压、脉搏、呼吸及体温。意识障碍进行性加重是脑疝早期突出表现，如出现上述症状，及时通知医生对症治疗，有效避免脑疝形成。嘱患者避免过度用力，床头抬高15°～30°，以促进颅内静脉回流。同时护理人员应遵医嘱暂停放疗，及时进行脱水、激素、吸氧等治疗。

（6）继发癫痫。全脑放疗后患者的脑功能紊乱，容易导致癫痫，临床多表现为意识障碍、四肢抽搐、口吐白沫等。因此护理人员应予以重视，对于有癫痫发作史的患者，定时给予镇静药，遵医嘱予抗癫痫药物等治疗，并嘱患者避免劳累，按时休息，保证充足睡眠时间，保持良好平和心态，提前准备好急救药物。癫痫发作时应立即取平卧位，头偏向一侧，解开患者衣领，吸净口腔分泌物，保持呼吸道通畅，必要时给氧。并使用舌钳、开口器、压舌板，避免舌咬伤和舌后坠，肢体抽搐时严禁强制按压肢体，注意保护大关节，可加约束带。设置带有保护垫的床栏，以防止患者碰伤或坠床，建议家属24h陪护。

二、饮食指导

放疗期间，患者的胃肠功能被放射线损伤，可能会出现食欲减退、胃纳差的现象，严重者会导致营养失衡，影响疾病的治疗与康复。因此护理人员应指导患者科学饮食，养成良好的饮食习惯，进食以清淡易消化为主，禁食刺激性食物，可食用山楂、陈皮等健胃消食的食品，多食新鲜蔬菜水果，多饮水，做到饮食上的合理搭配。建议患者少食多餐。可选用含膳食纤维的肠内营养剂以预防便秘或腹水，保证充分的营养，增加机体的抵抗力和对放疗的耐受力，必要时可给予肠内外营养支持。

三、作息指导

脑肿瘤患者放疗后可能会出现头痛，从而影响睡眠质量，应给患者创造安静、舒适的环境，减少探视，避免吵闹、嘈杂，保证患者休息。患者应多注意休息，勿熬夜，避免疲劳。护士进入病房时应做到“四轻”，即操作轻、说话轻、走路轻、关门轻。

四、用药指导

放射治疗期间常规给予药物静脉滴注以防止颅内高压，静脉滴注甘露醇时，护理人员要将甘露醇的滴速控制在120滴/min为最佳，同时要密切观察患者的情绪变化，防止药物渗到皮下组织导致组织坏死，首选地塞米松加入甘露醇中静脉滴注。护理人员要严格控制患者的液体摄入量，记录24h内患者液体的出入量，防止发生水电解质紊乱等不良反应。应注意观察患者用药后的不良反应，指导患者合理服药，不得擅自增减药量或停止用药。

五、康复训练指导

放疗会对脑部产生不同程度的损伤，表现为放射性脑病，放疗期间护理人员应密切关注患者症状，给予相应的康复训练指导，改善功能障碍。

（1）运动功能障碍　脑肿瘤患者易出现神经系统损伤，导致患者运动功能障碍。因此，护理人员应做好患者的肢体肌力评估，如果出现运动功能障碍，建议患者在家属的陪同下早、晚行患肢功能锻炼 30min。如果患者生活不能自理，应协助做好生活护理，严禁患者单独离床，避免跌倒、坠床事件发生。有感觉障碍患肢严禁使用热水袋保暖，以防止烫伤。

（2）语言功能障碍　语言功能障碍的护理，需要家属和护理人员的互相配合。患者与护士可采取一对一的形式，及时对患者做好心理行为干预，制定详细的训练计划，加强发音训练、词句单音训练和阅读训练，进行舌肌、面肌、软腭和声带运动的训练，促进语言肌肉功能的恢复。训练中应注重层次性，逐渐增大训练难度。可将生活用语录制成磁带，让患者跟读，或是让患者多听喜欢的音乐等，刺激患者听觉。也可通过实物、图片刺激，向患者提简单问题，强化其应答能力。

（3）视觉功能障碍　放疗过程中患者的视觉通路损伤，从而导致视觉功能障碍。因此，护理人员应积极协助患者的日常生活，设置床栏，叮嘱患者改变体位时动作不宜过快，另外可教给患者一些防跌倒的小技巧，以防止坠床事件的发生。帮助患者熟悉病区环境，外出活动时必须有家属或护理人员陪同。护理工作中，严禁将患者的日常用物放置于其盲侧，如暖瓶的放置，一旦放置不当，易烫伤患者。另外，应指导患者合理使用呼叫器，呼叫器响后护理人员应第一时间赶到。

六、心理指导

患者在经历手术创伤后，短时间内又要接受放疗，容易产生焦虑、恐惧心理，情绪低落，对治疗失去信心，甚至产生放弃治疗的悲观想法。医护人员应主动密切关注患者的心理变化，对于放疗的基本过程及情况，要在放疗前向患者和家属说明，强调术后放疗的必要性与作用，对可能产生的不良反应让患者做好心理准备，让患者与家属对病情有正确认识，帮助患者积极面对，消除其负面情绪，促使其积极配合治疗。

七、出院指导

接受放疗后，不能完全排除复发的可能，因此医护人员要做好健康宣教工作，提醒患者出院后注意个人保养，掌握脑肿瘤疾病的预防、控制、康复等一系列知识。并根据患者的病情，给予针对性建议，让患者在日常生活中养成健康合理的饮食习惯，适当进行体育锻炼，保证充足的休息时间，增强自身抵抗力，保持良好的心态。嘱咐患者继续对放疗照射野皮肤进行保护，并定期回医院复查，一旦出现复发症状，要及时就医。

第十五节 • 脑肿瘤伽玛刀治疗

脑转移瘤的治疗方式主要是采用全脑放疗为主。虽然全脑放射治疗是目前多发脑转移瘤的标准治疗模式，但是由于全脑放射治疗的选择性和定位性差，考虑到患者脑组织的放射耐受量难以达到肿瘤的根治量。因此，全脑放射治疗只能缓解多发脑转移瘤患者的颅神经症状，但对于脑转移控制率效果不突出。目前，临床对于多发脑转移瘤的治疗除了使用全脑放射治疗外，还会联合立体定向放射治疗。伽玛刀是定向外科治疗技术的其中一种。伽玛刀可以将高能量 γ 线聚于脑转移瘤部位，而邻近组织只接受安全的、较低的剂量；伽玛刀定位精确，剂量梯度陡，靶区内剂量分布均匀。由于伽玛刀治疗兼有外科手术与放射治疗的优点，在许多颅内疾病的治疗上有显著的优势。伽玛刀在治疗脑转移瘤方面可以控制肿瘤生长，延长患者寿命，减少复发。另外，绝大多数的脑转移瘤仅有较小的浸润性，伽玛刀治疗的靶区可将其全部包括，从而保证了较高的肿瘤局部控制率。伽玛刀属于新型的治疗方式，受到患者青睐，不过伽玛刀治疗也存在一定的弊端，例如应用伽玛刀治疗后患者会出现急性放射性损伤的情况，还会出现脑水肿、颅内压升高等现象。

一、护理观察要点及护理措施

（1）营造良好的休息环境，保证充足的睡眠。给予患者间断或者连续吸氧，以免患者由于缺氧造成脑血管反应性扩张，影响手术效果。

（2）护理人员应向患者介绍一般检查（如血常规和出、凝血时间，心电图、胸部 X 线片等检查）的时间及方法。治疗前 1 天，嘱患者洗头（无需剃发）、按时进食和休息，保证患者有充足的睡眠和体力。对有高血压病、心脏病和癫痫史、糖尿病史及失眠的患者应继续服用相关的药物，患者进入伽玛刀机房前务必将随身携带的金属、磁性物品及活动的假牙去除。

（3）患者由伽玛刀机房送回病房后，要增加巡视力度，护理人员应严密观察患者的生命体征、意识、瞳孔及四肢活动情况，出现恶心、呕吐、头痛等症状要提高警惕性，这些症状都属于脑水肿症状，一旦发现要立即上报主治医生并协助尽快处理，遵医嘱给予脱水治疗、保持呼吸道通畅及定时翻身等处理。帮助患者头部处于高位，并避免头部剧烈运动，叮嘱并指导患者维持颈部生理弯曲，保证静脉回流通畅。根据患者尿量、口渴感、皮肤湿度及血压等情况，制定水分摄入的准确计划；护理人员适当地为患者头皮进行按摩，在头皮瘙痒时给予轻拍缓解，禁止抓挠。

(4) 结合患者临床资料及既往病史实施针对性干预，有便秘史者，应给予对应药物，避免出现腹痛、腹胀等情况。依情况给予患者间断或连续性吸氧，避免颅内缺氧，出现反应性扩张。

(5) 对有癫痫史的患者应24h陪护，并及时向医师汇报患者的异常情况。

(6) 皮肤护理。一般会出现照射野皮肤反应，表现为局部皮肤轻度充血，有烧灼感和刺痒感，逐渐变为暗红，表面可脱皮。治疗结束后当患者的立体定位头架取下后钉眼处容易渗血或出血，一般用弹力绷带加压包扎，并定时给予0.5%碘伏消毒钉眼；当患者出院时若钉眼处无出血，可以去除绷带，再次用0.5%碘伏消毒钉眼。告知患者24h后拆除纱布绷带，3～4天不要洗头，保持创口表面清洁。嘱患者保持照射野皮肤清洁干燥，清洗时以清水冲洗为宜，不得使用刺激性化学用品，如肥皂、乙醇、沐浴露等，避免对照射野皮肤的机械性刺激，不宜抓、搓局部皮肤，不穿质地硬的衣服。

(7) 在伽玛刀治疗中及治疗后有放射性反应、癫痫及偏瘫的可能性。在早期急性放射性反应中以放射性脑水肿最为多见，表现为头痛、头晕及恶心呕吐，其可能与脑转移瘤的体积、部位及照射剂量有关，应密切关注患者生命体征及病情变化，及时报告医生给予对症治疗；术后患者可能出现的急性放射性损伤，可提前与患者沟通，减轻患者的不良情绪。对于家属反映的不良情况，护理人员应第一时间告知医生处理；做好患者的安全防护，以免发生坠床情况。

一般患者在24h内意识、体温、脉搏、呼吸及血压等无特殊变化时可考虑出院。

二、饮食指导

良好的饮食可有效改善患者的营养状况，提高对治疗的耐受力。癌症患者宜食用营养丰富的多样化膳食，如谷类、薯类，以及各种新鲜水果和蔬菜，多食豆类，限制高脂肪膳食的摄入。保证高蛋白、高热量、高维生素、低脂肪及清淡易消化的食物，少量多餐。忌食辛辣、生冷、油腻及刺激性食物。头部伽玛刀治疗后患者会出现恶心、呕吐等症状，可嘱患者进流质或半流质饮食，如稀饭、面条、牛奶、水果等。

三、作息指导

患者应多卧床休息，控制血压，避免劳累。安排合理规律的作息时间，健康作息，勿熬夜，保证充足的睡眠时间，适当的活动锻炼，以不疲劳为宜，以利于疾病的康复。

四、用药指导

对有高血压病、心脏病和癫痫史、糖尿病史及失眠的患者应继续服用相关的药物。术前4～6h禁食、水，以防术中呕吐。术中和术后患者可出现术侧眼球及眼眶胀痛、结膜充血、流泪、头面部发热，重者出现同侧额部或枕部疼痛，恶心呕吐，甚至并发迟发性视网膜炎、视力障碍、脑血管痉挛、脑水肿和脑栓塞等。所以术后须密切观察神志、瞳孔和生命体征变化，及时应用脱水药、激素和神经细胞营养药，并根据发生的并发症做相应处理。

五、康复训练指导

术后应根据患者的身体情况，及早进行康复锻炼，并根据患者的实际情况制订适宜的锻炼计划，定时进行膝关节、腕关节、肩关节及腰椎、脚趾、手指的运动，防止患者出现关节功能下降。病情稳定后，开始肢体训练，并指示患者在不同恢复阶段进行卧位、坐姿、站立姿势和步行训练。

六、心理指导

患者入院后，护理人员应为患者创造一个安静、整洁及舒适的病室，主动、热情地向患者和家属介绍病区的作息时间、规章制度和环境、管床医师、管床护士、病区室友及饮食，做好入院健康宣教（如肿瘤的发生发展、治疗及预后等），让患者更快地适应周围的环境，让患者有积极、乐观的生活观念及战胜疾病的信心，同时护理人员应耐心地倾听患者的述说，对患者因疾病所引起的不快和烦恼及生活不顺心给予理解、同情并引导其宣泄。耐心、细致地解答患者及家属的各种疑问，与其建立良好的、融洽的护患关系，使患者有安全感及归属感，让患者以较好的心态接受伽玛刀治疗。许多患者和家属对行伽玛刀治疗的知识知之甚少，由此产生紧张、不安的情绪。护理人员应用通俗易懂的语言反复、耐心地向患者和家属介绍伽玛刀的治疗原理、步骤，以及伽玛刀治疗无创伤、无痛苦、无病死率和可重复等优点，同时带患者参观伽玛刀机房，观看其他患者的治疗过程，消除患者的恐惧及不安情绪。

七、出院指导

护理人员应向患者解释脑转移瘤在伽玛刀治疗后仍有复发的风险，嘱患者避免精神紧张、情绪激动，以积极的心态应对，并注意加强营养，进行适当地锻炼。定期随访：护理人员应经常与患者和家属进行沟通，嘱患者一定要按时服药，每6个月复查头部CT或核磁共振1次，以了解脑转移瘤的情况。当患者再次出现头痛、恶心呕吐、意识障碍、肢体抽搐及瘫痪等症状或原有症状及体征加重时应及时就诊。

第四章 脑血管病

第一节・烟雾病

烟雾病又称脑底异常血管网病，是一种原因不明、慢性进行性的脑血管闭塞性疾病，由于这种颅底异常血管网在脑血管造影图像上形似“烟雾”，故称为“烟雾病”。烟雾病患者发病年龄呈双峰分布，儿童发病高峰在5岁左右，以脑缺血为主，成人发病高峰在40岁左右，以脑出血为主。烟雾病患者存在种族易感性和家族聚集性，其发生、发展与遗传因素有密切关系。

烟雾状血管是扩张的穿通动脉，起着侧支循环的代偿作用。患者的临床表现复杂多样，包括认知功能障碍、癫痫、不随意运动或头痛，其中最常见的是脑缺血。病情发作时反复发生一过性瘫痪或力弱，发作后运动功能完全恢复。临床分型分为短暂性脑缺血发作（transient ischemic attack，TIA）型和非TIA型（包括梗死型、癫痫型、出血型）。其中短暂性脑缺血发作常由情绪紧张、哭泣、剧烈运动或进食热辣食物等诱发，最多见，约见于全部特发性烟雾病的70%。临床特点是反复发生一过性瘫痪或力弱，多为偏瘫，亦可为左右交替性偏瘫或双偏瘫。发作后运动功能完全恢复。病程多为良性，有自发缓解或发作完全停止的倾向。极少数病例伴有半身惊厥发作、头痛或偏头痛。罕见一过性感觉障碍、不自主运动或智力障碍。非TIA型病程复杂多变，预后较差，多表现为混合型，如癫痫型加梗死型、癫痫型加TIA型等。如为单纯癫痫发作，预后不一定很差。烟雾病会使脑细胞受损，严重者会出现智力下降、丧失工作及生活能力。

数字减影脑血管造影（DSA）是确诊本病的主要手段。烟雾病的治疗方法有药物治疗和外科手术治疗。药物治疗效果有限，神经外科颅内外血管重建手术是烟雾病和烟雾综合征的主要治疗方法，可有效防治缺血性脑卒中，但应避开脑梗死或颅内出血的急性期。血管重建术式主要包括3类：直接血管重建手术、间接血管重建手术及联合手术。

一、护理观察要点及护理措施

(1) 一般应卧床休息，保持安静，避免情绪激动和血压升高。适当抬高床头15°～30°，促进颅内静脉回流，降低颅内压，减轻头痛症状。

(2) 动脉溶栓术后绝对卧床24h，将患肢摆放功能位，对瘫痪肢体加强皮肤护理，每2h变换体位，瘫痪肢体摆放功能位，并稍抬高，促进静脉回流。

(3) 围绕随时可能会发生的脑出血和脑缺血并发症进行重点观察，早期发现并发症的先兆。严密观察患者的意识、瞳孔、生命体征、肢体活动、言语及反应，有无头痛、恶心等不适症状，通过询问患者的主诉，如有无黑矇、头痛、手脚麻木、短暂性失语等，仔细评估和观察患者肢体的肌力和感觉，发现异常情况及时汇报医生。复查CT和磁共振，排除有无新发脑梗死。持续心电监护，控制血压，每1h测量一次血压，必要时15～30min测量一次血压，保持血压稳定在120～140/70～90mmHg，避免血压过高引起脑出血或过低引起脑灌注不足。如患者烦躁不安、恶心、血压升高，应警惕颅内出血，立即汇报医生，予紧急处理，必要时复查CT。注意关注血压，防止脑梗死。重症患者应及时建立静脉通路，一般采用深静脉或留置针，以保证药物定时给予。

(4) 外科手术前保证患者充足的入量，宣教患者多饮水，每日1000～1500mL。数字减影脑血管造影（DSA）术前不需要禁食、水，饮食不要过饱即可。手术当日晨5时起遵医嘱开始静脉补液，总入量达到40～60mL/kg。

(5) 烟雾病患者外科手术后的重点是保证重建血管的血流灌注，要求血压不能过高导致过度灌注，或血压过低导致灌注不足，这就要求护理人员既要密切关注血压情况：术后3天持续桡动脉有创血压监测，直接、及时、准确地了解动脉血压的动态变化，维持收缩压110～130mmHg；也要注意患者症状的变化，包括肢体活动、语言情况等，防止脑出血或者梗死的发生。根据疼痛评分观察患者头痛变化。

(6) 定时给予患者更换鼻胃管、尿管，保证管路固定好且通畅，防止感染与误吸。

(7) 头痛是常见并发症状，宣教患者使用疼痛评估量表。护士根据患者年龄、文化程度来指导患者选择数字分级法，或者使用面部表情评分法，并根据患者的主诉、面部表情和生命体征，综合判断患者的头痛程度，汇报医生，及时给予相应药物处理。

(8) 药物。口服止痛药时，1h后关注药物疗效；肌内注射止痛药物后，30min后观察疗效；静脉使用止痛药物时，15min后观察镇痛效果。同时可以应用辅助心理疏导和音乐疗法以减轻疼痛。

(9) 癫痫是烟雾病患者较常见的并发症，是继发于脑损伤的一种临床综合征，癫痫的频繁发作，可致脑缺氧而加重脑损害。发作时注意防止误吸及窒息，防止舌咬伤及舌后坠，防止坠床及碰撞伤。准确记录发作的类型与频度，按时服用抗癫痫药物。

（10）呕吐。可能与脑出血时颅内压增高、眩晕发作、脑膜受到血液刺激有关。护理人员每天帮助患者进行口腔护理，清除口腔分泌物。重症意识不清的患者，头部应偏向一侧，防止呕吐物或呼吸道分泌物误吸入气管。气管切开或经口气管插管的患者，始终保持呼吸道通畅，床头抬高 30°。

（11）压力性损伤是长期卧床患者最常见的并发症之一。给予患者每 2h 定期翻身，避免皮肤长期持续受压，保持皮肤和床单位的清洁平整，避免汗液、尿液的刺激，使用气垫床，促进血液循环。还应加强营养，增强机体抵抗力，避免压力性损伤的发生。

（12）严密观察患者病情变化并做好记录，并对观察记录做相关分析，发现异常应及时报告医生处理。

二、饮食指导

（1）饮食宜清淡为主，合理搭配膳食，注意营养均衡。脑梗死、高脂血症患者，多是在动脉粥样硬化的基础上形成的，故应避免食用高胆固醇的食物，如动物内脏、蛋黄等，禁止食用动物脂肪，应选用高蛋白、高维生素、易消化的食物，如瘦肉、鱼类等。

（2）对实行外科手术者，术后禁食，6h 后予以饮水。第 2 天早晨，待患者无恶心呕吐、吞咽功能正常，可给予清淡、易消化的流质，如稀饭、米粉、藕粉等，由半流食逐渐过渡到普食。避免进食坚硬、难咀嚼的食物。鼓励患者进食香蕉、猕猴桃等水果，既补充水分和维生素，又促进患者早期排便，可预防便秘引起的腹内压增高诱发的脑疝。

三、作息指导

养成规律的生活习惯，保证充足的睡眠时间。注意营养的摄入，适当的活动锻炼，以不疲劳为宜，以利于疾病的康复。

四、用药指导

（1）遵医嘱使用减轻脑水肿药物和抗脑血管痉挛药物，告知患者及家属药物的作用以及不良反应，如甘露醇是脱水降颅压药物，可减轻头痛，但必须准确按时快速输入，嘱其不宜自行调节滴速，以减轻脑水肿的发生，改善患者临床症状。使用甘露醇后，动态监测血压，预防患者出现低血压引起脑缺血。尼莫地平是钙通道拮抗药，可减少迟发性血管痉挛导致缺血合并症，必须注意避光，输液时用避光袋避光，预防药物分解，不应自行将避光袋取下。输液速度宜慢，家属及患者不宜自行调节，避免输入速度过快，引起不良反应。

（2）目前对烟雾病尚无确切有效的药物，但对于处在慢性期患者或烟雾综合征患者，针对脑卒中危险因素或合并疾病的某些药物治疗可能是有益的，如血管扩张药、抗血小板聚集药物及抗凝药等，但需要警惕药物的不良反应。日本2012年新指南推荐口服抗血小板聚集药物治疗缺血型烟雾病，但缺乏充分的临床依据，而且值得注意的是，长期服用阿司匹林等抗血小板聚集药物可能导致缺血型向出血型转化，一旦出血后不易止血，对患者预后不利。

（3）术后常规予以氧自由基清除药（如依达拉奉）、脑保护药（米诺环素）以减轻患者临床症状。

（4）其他并发症的对症药物治疗应注意观察患者用药后的不良反应，指导患者合理服药，不得擅自增减药量或停止用药。

五、康复训练指导

学会急性期床上患肢体位的摆放、翻身、床上的上下移动。病情稳定且清醒者自主运动，鼓励患者在床上主动活动四肢。对偏瘫肢体，责任护士早期予以肢体功能锻炼，被动锻炼时取健侧卧位，患者肩部、上肢充分向前伸展，下肢屈曲，预防肌肉萎缩及深静脉血栓。术后患者病情稳定后，护士协助患者下床活动，预防跌倒及坠床。瘫痪较重者采取肢体约束、保护等措施，防止坠床受伤。对失语患者，责任护士早期予以语言康复训练，通过卡片、写字板等形式，从最简单的字、词语，过渡到短句，循序渐进，多鼓励、表扬患者，增强其回归家庭和社会的信心。

六、心理指导

加强疾病知识和日常生活的宣教，烟雾病患者可因情绪紧张或苦恼等诱发缺血性发作而加重病情，良好的心理干预可以改善患者的心理压力，降低发作的频率，对于烟雾病患者十分必要。责任护士应经常和患者交流，了解患者的心理状况。通过语言交流、陪伴和倾听等方法消除患者的不良情绪，让患者情绪稳定，安心、舒心地配合治疗。

七、出院指导

嘱患者规律生活，劳逸结合。避免情绪激动，控制血压，低盐低脂饮食，禁止进补高脂肪餐，如排骨汤、鸡汤、鱼汤，防止脂质堵塞血管。勿剧烈活动，不要揉搓头部，避免压迫患者头部伤口。每日监测血压3次，合理规律服用降压药，并在医生指导下调整用药剂量。按时服用抗癫痫药物，预防癫痫发生。3～6个月后行数字减影脑血管造影（DSA）复查对侧头部血管情况。

第二节 • 脑出血

脑出血（cerebral hemorrhage）是指非外伤性脑实质内血管破裂引起的出血，占全部脑卒中的30%～40%，急性期病死率为30%～40%。

脑出血常见病因是高血压合并小动脉硬化、微动脉瘤或者微血管瘤，其他包括脑血管畸形、脑膜动静脉畸形、淀粉样脑血管病、囊性血管瘤、颅内静脉血栓形成、特异性动脉炎、真菌性动脉炎、烟雾病和动脉解剖变异、血管炎、瘤卒中等。此外，血液因素有抗凝、抗血小板或溶栓治疗、嗜血杆菌感染、白血病、血栓性血小板减少症以及颅内肿瘤、酒精中毒及交感神经兴奋药物等。

用力过猛、气候变化、不良嗜好（吸烟、酗酒、食盐过多、体重过重）、情绪激动、过度劳累等为诱发因素。脑出血患者往往由于情绪亢奋、费劲用力时突然发病，患者中多数出现不同程度的运动障碍、认知障碍、言语吞咽障碍等后遗症，且早期病死率很高，因此早期及时有效的护理急救对降低患者病死率、改善预后有非常重要的作用。

一、护理观察要点及护理措施

（1）急救接诊途中，与家属、患者或报警者建立有效沟通，了解患者的相关情况，并予以简单的救治指导。如患者意识不清，则告知不能随意搬动患者，并将患者头部偏向一侧。此外，再次核对患者的详细地址，力求缩短到达目的地的时间。到达现场后，初步判断患者病情，对患者进行体格检查，测血压，观察瞳孔、意识等变化。应由专业人员保护患者头部，避免头部活动，使头部抬高15°～30°。清除患者口鼻腔内的呕吐物或分泌物，保持患者呼吸道通畅，并给予吸氧。如患者呼吸微弱或自主呼吸已经停止，应及时行气管插管处理。立即建立静脉通道，予以补液。根据病情，决定是否给予相应的降颅压治疗，以改善脑水肿的症状，避免脑疝的发生或控制脑疝的进展。如患者存在抽搐、烦躁等表现，应及时静脉注射镇静药物；如患者心搏骤停，应立即实施心肺复苏、电击除颤等抢救措施。院前急救护理措施在降低急性脑出血患者并发症发生率的同时，有利于改善患者日常生活能力和恢复患者神经功能，提高患者的护理满意度。

（2）一般应卧床休息2～4周，保持安静，避免情绪激动和血压升高。适当抬高床头15°～30°，促进颅内静脉回流，降低颅内压，减轻头痛症状。

（3）密切观察患者血压、脉搏、呼吸、体温，注意液体出入量及水电解质平衡。

（4）观察患者意识、瞳孔大小、对光反射等变化。

（5）及时询问患者病情，了解病情变化，是否出现抽搐、呕吐、肢体活动障碍、意识障碍等，做好心电监测。

（6）脑水肿是脑出血患者的常见并发症。脑出血后脑水肿约在48h达到高峰，维持3～5天后逐渐消退，可持续2～3周或更长。脑水肿可使颅内压增高，并致脑疝形成，是影响脑出血病死率及功能恢复的主要因素。颅内压监护可以显示和记录颅内压的动态变化，如颅内压升高，从颅内压曲线结合临床过程分析，可以提示脑水肿的发展与消退。积极控制脑水肿、降低颅内压是脑出血急性期治疗的重要环节。目前常用20%甘露醇、呋塞米，可辅以浓缩血清白蛋白，脱水降压效果好。

（7）头痛常为脑出血的首发症状，常位于出血一侧的头部；有颅内压增高时，疼痛可以发展到整个头部。若患者头痛比较轻微，则以冰袋冷敷、头颅局部物理降温、呼吸放松疗法等方法代替镇痛药物治疗，不仅可以缓解疼痛，而且可以降低颅内压。若患者头痛严重，则要给予镇痛药物联合物理降温、注意力转移等综合处理，最大程度地减轻患者疼痛。有中医按摩经验的护士可对相关穴位进行按摩，缓解疼痛。

（8）呕吐。约一半的患者发生呕吐，可能与脑出血时颅内压增高、眩晕发作、脑膜受到血液刺激有关。护理人员应每天帮助患者进行口腔护理，清除口腔分泌物，保持口腔清洁。

（9）上消化道出血。患者出现腹痛、呕吐、黑便、咖啡色胃液时应予禁食，为防止发生误吸，对患者采取头高脚低的体位，头偏向一侧，行胃肠减压，遵医嘱使用止血药物治疗，或胃管注入云南白药或冰盐水洗胃，同时应观察血压及脉搏的变化，防止失血性休克的发生。

（10）肺部感染。护理人员应对伴有意识障碍且频繁呕吐的患者实施以下防护措施以预防肺部感染：及时清理呕吐物；痰液较多时，立即给予吸痰护理，如果痰液不容易吸出，应立即报告医生，建议气管切开或插管；定时给患者翻身、拍背，操作时要密切观察，以防再出血。

（11）严密观察患者病情变化并做好记录，并对观察记录做相关护理分析，制定相应的护理措施，发现病情变化时，应及时报告医生。

二、饮食指导

（1）注意水、电解质平衡和营养，每日入液量可按尿量+500mL计算，如有高热、多汗、呕吐，维持中心静脉压在5～12cmHg水平。注意防止水电解质紊乱，以免加重脑水肿。每日补钠、钾、糖类、热量，必要时给肠外营养，人血白蛋白、氨基酸或能量合剂等。有意识障碍、消化道出血者禁食24～48h，必要时应排空胃内容物。

（2）预防便秘也需要在饮食方面进行干预，鼓励患者增加饮水量，进食软化流质食物，避免出现便秘，多进食粗粮，加速肠胃蠕动，增加蔬菜和水果的摄入，控制食用辛辣等刺激性食物，以免因食物气味反应导致患者出现咳嗽、打喷嚏现象，进而引发颅内压增高。

三、作息指导

（1）急性期应绝对卧床休息（4～6周），不宜长途运送及过多的搬动，翻身时应保护头部，动作轻柔，以免加重出血。

（2）神志不清、躁动及合并精神症状者，卧床休息时应加护床栏并适当约束，防止坠床。

（3）昏迷患者应取下活动性义齿，防止误吸，确保呼吸道通畅。

（4）给予患者更为安宁且舒适的住院条件，保持病区安静，利于患者休息。与患者亲属进行交流，引导其有次序地进行探访，避免患者太过疲乏。

四、用药指导

脑出血患者治疗原则是脱水降低颅内压，调整血压，防止继续出血。常规采用甘露醇治疗，20%甘露醇125mL静脉输液，1日4次，8mL/min，30min内输完，连续治疗一周。术后血压应控制在患者基础血压水平，不可随意自行调整降压药速度。其他并发症的对症药物治疗应注意观察患者用药后的不良反应，指导患者合理服药，不得擅自增减药量或停止用药。

五、康复训练指导

脑出血后，只要患者的生命体征平稳、病情不再进展，宜尽早进行康复治疗。早期分阶段综合康复治疗对恢复患者的神经功能，提高生活质量有益。昏迷期的康复主要由物理治疗师参与，治疗手段包括：①昏迷患者的刺激，可以通过增加感觉输入，对患者大脑皮质结构进行刺激，特别是推动网状结构活动，促进患者苏醒。②肢体功能位的摆放和被动活动。③动态性物理治疗技术，即通过对昏迷患者进行功能性的坐位和站位练习，刺激平衡控制，促进正常运动恢复，降低异常的张力和预防继发的神经肌肉合并症。这个活动本身还可以刺激患者咳嗽，重新建立正常的咳嗽反射，使呼吸频率和深度增加。

六、心理指导

脑出血起病急，患者通常会存在不同程度的心理问题，病情所致的偏瘫症状导致患者的生活无法自理，负性情绪存在时间长会影响康复。医护人员在做好相应治疗护理的同时，可根据患者的不同心理特征采取针对性的心理疏导，对患者的面色、表情进行密切关注，满足患者的心理需求，使患者对治疗和康复充满信心。护理人员通过加强与患者的交流，提高脑出血患者对并发症（便秘、脑水肿等）发生原因的了解程度，防止心理因素对并发症的发生造成影响。

七、出院指导

将脑出血临床症状及术后注意事项向患者进行讲解，使患者对病情的认知提高，告知患者遇到紧急情况时，也要保持平和的心态，避免过度激动和紧张。注意保暖、预防感冒，减少因过度咳嗽而引起脑出血的复发。日常生活中纠正患者不良饮食习惯，戒烟酒，减少肥肉和动物内脏的摄入，少吃高油脂、高盐的食物，多食用新鲜的蔬菜和水果。对于植物生存状态的患者教会家属如何给患者进行鼻饲，注意流质温度，告知更换胃管的时间，保证营养摄入。出院后应加强功能锻炼，加强语言、肢体功能方面的练习及生活自理能力的训练，合理地生活与休息，根据患者病情特点制定运动量和运动时间，适当地进行有氧运动，如散步、慢跑等，避免过度疲劳，应保持作息规律、充足睡眠。

第三节 • 自发性蛛网膜下腔出血

自发性蛛网膜下腔出血（subarachnoid hemorrhage，SAH）是多种病因引起脑底部或脑及脊髓表面血管破裂导致急性出血性脑血管疾病，血液直接流入蛛网膜下腔，又称原发性或自发性蛛网膜下腔出血，是神经外科最常见的急症之一。蛛网膜下腔出血占急性脑卒中的5%～10%，占出血性脑卒中的20%。主要类型包括自发性和外伤性蛛网膜下腔出血两类。

蛛网膜下腔出血的病因有多种：①颅内动脉瘤，占50%～85%，动脉瘤的发生一定程度上有遗传倾向和家族聚集性；②脑血管畸形，主要是动静脉畸形，多见于青少年，占2%左右；③脑底异常血管网病，约占1%；④其他，如夹层动脉瘤、血管炎、颅内静脉系统血栓形成、结缔组织病等；⑤部分患者出血原因不明，如原发性中脑周围出血。

危险因素：颅内动脉瘤破裂出血的主要危险因素包括高血压、吸烟、大量饮酒、既往有动脉瘤破裂病史、动脉瘤体积较大、多发性动脉瘤等。与不吸烟者相比，吸烟者的动脉瘤体积更大，且更常出现多发性动脉瘤。

在蛛网膜下腔出血的病因诊断中，CT血管造影（简称CTA）与磁共振血管造影（简称MRA）的敏感性较三维数字减影血管造影术（简称3D-DSA）相比仍有差距，三维数字减影血管造影术仍为首选检查，被认为“金标准”。

目前，临床中治疗蛛网膜下腔出血的目标在于预防再出血、脑积水、血管痉挛等并发症的发生，从而提高患者的生存质量以及生存率。在蛛网膜下腔出血的转归中，护理有着重要的影响，如果患者得到科学合理的护理，则其康复效果将得到很大的提高，存活率也将提升。

一、护理观察要点及护理措施

（1）常规治疗，主要包括止血、降颅内压、吸氧、镇静、使用抗生素等。

（2）条件允许的情况下让患者单用一间病房，严格控制亲友探望次数，保持室内安静，定期消毒病房，调整光线及空调温度，为患者创造良好的休息环境。叮嘱患者卧床休养 4～6 周，适当抬高床头 15°～30°，促进颅内静脉回流，降低颅内压，减轻头痛症状。

（3）密切观察患者血压、脉搏、呼吸、体温、意识、瞳孔大小、对光反射等变化。

（4）及时询问患者病情，了解病情变化，是否出现头痛、呕吐、意识障碍等，做好心电监测。

（5）护理人员每天帮助或指导患者进行口腔、脸、脚等清洁，让患者感到舒适，叮嘱患者多食用高纤维素的食物、多饮水，从而保持大便通畅。

（6）重型蛛网膜下腔出血患者应立即建立静脉通路，一般采用深静脉或留置针静脉给药，以保证药物供给。

（7）再出血是蛛网膜下腔出血患者最致命的并发症，同时也是致残的重要原因。蛛网膜下腔出血后 1 个月内再次发生出血的危险性最大，2 周内患者发生再次出血的概率为 54％～80％，而近期再发出血患者的病死率可达 41％～46％，明显高于蛛网膜下腔出血的病死率。特级护理能明显降低再次出血的发生率，这可能与特级护理工作更细致，降低了因护理不及时而增加再出血的诱因。在特级护理中，患者由专人负责，避免与家属接触过多，减少了精神刺激和声光刺激，医疗操作中也减少不必要的搬动，这就明显降低了很多可能引起血压和颅内压增高的因素，也就降低了再次出血的发生。对可能或已经发生蛛网膜下腔再出血的患者，护理人员应遵医嘱给予患者镇静药以及抗纤溶血药物，从而快速止血；同时，减少外界刺激，防止血压或颅内压增高；如果患者有再出血的先兆，比如心率呼吸减慢、头痛剧烈、血压升高等，则应立即将情况告知医生，以便及时做出处理。

（8）脑血管痉挛。蛛网膜下腔出血诱发的脑血管痉挛也是导致患者致死及致残的重要原因之一，其发生率为 30％～70％。有效的护理有助于降低脑血管痉挛的发生率。在护理过程中，应维持患者的正常血压和血容量，观察患者是否出现进行性加重的头痛、脑膜刺激征。观察患者的意识状态及神经系统定位体征，如果意识障碍加重，出现肢体瘫痪、失语等，按时给予钙通道阻滞药，如尼莫地平（口服或静脉滴注预防和治疗脑血管痉挛，并在用药时严密监测血压。由于昏迷患者的病情变化比较隐蔽，故需要严密观察患者的瞳孔、生命体征及神经症状的变化。对于既往无高血压的患者血压控制在 120/80mmHg 左右，既往有高血压的患者血压控制在 140/90mmHg 左右，避免在给患者翻身拍背时过于剧烈搬动患者，尽量减少不必要的搬动。

（9）癫痫较少出现，发作时注意防止误吸及窒息，防止舌咬伤及舌后坠，防止坠床及碰撞伤。准确记录发作的类型与频率，按时服用抗癫痫药物。

二、饮食指导

（1）患者应食用富含蛋白质、维生素，营养丰富且清淡易消化的流质或半流质饮食，少量多餐，避免饱食，补充足够的水分（每天液体入量不少于2500mL）以利于身体新陈代谢，促进食物消化。由于患者需要绝对卧床休息，常引起肠蠕动减慢、食欲减退，胃肠道功能也减弱，为防止便秘的发生，应适当摄取一些促消化的食物，如蜂蜜、香蕉，必要时可服用健胃消食片。若2～3天未排便，需报告医生，采取相应的治疗措施，如采取灌肠或使用开塞露等辅助通便。同时叮嘱患者多食用高纤维素的食物，多吃水果、蔬菜，多饮水，从而保持大便通畅。

（2）必要时给予患者鼻饲营养液，每次鼻饲前应检查并确定胃管在胃内方可进行。检查方法有：一是抽吸胃液，二是听气过水声，三是将胃管末端置于水中，无气体溢出。开始滴注营养液量宜小，每次50～100mL，持续50mL/h，以后逐渐增加，液体的浓度也应从低到高。

三、作息指导

患者应多卧床休息，避免劳累。恢复期每日规定起床及入睡的时间，规定每日锻炼时间，达到一定的运动量，形成规律的生活作息。

四、用药指导

应督促患者按时按量服药，不能因为病情稍好转就擅自减少药物剂量甚至停药，否则容易引发再次出血。在服用降压药的时候，应每天定时测量血压，并做好记录，若发现血压异常升高，应及时向医生反馈。

五、康复训练指导

（1）在患者生命体征平稳的情况下，建议患者尽早地实施康复干预。可以根据患者的病情来选择不同的康复项目。蛛网膜下腔出血急性期可以实施床边康复，让患者进行健肢位的摆放，同时可以对患者的四肢进行被动的活动，预防肌肉萎缩及深静脉血栓形成，也可以给予中频脉冲电刺激，改善肢体的感觉功能障碍。

（2）蛛网膜下腔出血患者在恢复期，可以结合病情，选择多种康复治疗项目，比如偏瘫肢体功能训练、针灸、蜡疗、电动起立床等。

六、心理指导

患者发病突然且严重，加上头痛剧烈引发血压上升等生理反应，患者情绪波动大，易加剧头痛及出血症状。护理人员要主动地安慰、鼓励患者，理解并包容患者，鼓励患者倾诉，随后护理人员根据患者心理采取对症护理，稳定患者情绪。在这个过程中，护理人员要加强对患者进行蛛网膜下腔出血及头痛发生、发展、预防及治疗等相关知识的教育，提高患者疾病认知度及依从性，自觉地配合治疗及护理。同时通过家庭支持、自我暗示、注意力转移等多方式解除患者焦虑、烦躁等情绪，从而缓解头痛。

蛛网膜下腔出血患者的康复期比较长，长期卧床的情况则易导致患者产生严重的焦虑和抑郁情绪。对此，护理人员应对患者加以心理疏导，使患者了解良好的情绪对疾病转归的意义，并指导患者自我调节情绪。

七、出院指导

（1）嘱患者出院后一定要注意休息，避免情绪的激动和精神过度的紧张。注意保暖，避免受凉感冒。辅导患者要保持平和的心态及愉快的心情，早日回归正常生活。

（2）指导患者进食高蛋白、高热量、高纤维素、易消化等食物，保持营养平衡，提高患者自身抵抗能力。多进食新鲜蔬菜水果（其中含有丰富的钾、镁及维生素，可保护血管），鼓励患者每天饮水至少1500mL，保持排便顺畅；不能进食辛辣、刺激性食物。

（3）在用药过程中定时用药，定期检查，如有不适，及时就诊。

（4）应加强语言、肢体功能锻炼及生活自理能力的训练。

第四节 · 脑动脉瘤

脑动脉瘤是指脑动脉内腔的局限性异常扩大造成动脉壁的一种瘤状突出，多在脑动脉管壁局部的先天性缺陷和腔内压力增高的基础上发生，是造成蛛网膜下腔出血的首位病因。发病与先天性因素、动脉硬化、感染、创伤等有关。

一、护理观察要点及护理措施

（1）剧烈头痛、呕吐、视力视野障碍等。

（2）动脉瘤破裂出血症状：动脉瘤一旦破裂出血，临床表现为严重的蛛网膜下腔出血，发病急剧，出现剧烈头痛，频繁呕吐，大汗淋漓，体温可升高；颈强直，克氏征阳性。也可能出现意识障碍，甚至昏迷。部分患者出血前有劳累、情绪激动等诱因，也有的无明显诱因或在睡眠中发病。

（3）局灶症状：动眼神经麻痹常见于颈内动脉-后交通动脉瘤和大脑后动脉的动脉瘤，表现为单侧眼睑下垂、瞳孔散大，内收、上、下视不能，直接、间接对光反射消失。有时局灶症状出现在蛛网膜下腔出血之前，被视为动脉瘤出血的前兆症状，如轻微偏头痛、眼眶痛，继之出现动眼神经麻痹，此时应警惕随之而来的蛛网膜下腔出血。大脑中动脉的动脉瘤出血如形成血肿，或其他部位动脉瘤出血后，脑血管痉挛、脑梗死，患者可出现偏瘫、运动性或感觉性失语。巨大动脉瘤影响视路，可有视力视野障碍。

二、饮食指导

饮食宜食用低盐、低脂、清淡、易消化食物。

三、作息指导

7：30　起床：水是身体内成千上万化学反应得以进行的必需物质，早上喝一杯清水，可以补充晚上的缺水状态；

7：30—8：00　在早饭之前刷牙：在早饭之前刷牙可以防止牙齿的腐蚀，因为刷牙之后，可以在牙齿外面涂上一层含氟的保护层；

8：00—8：30　吃早饭：早饭必须吃，可以帮助患者维持血糖水平的稳定；

8：30—9：00　避免运动：来自布鲁奈尔大学的研究人员发现，在早晨进行锻炼的运动员更容易感染疾病，因为免疫系统在这个时间的功能相对较弱；

9：30　开始一天中最困难的工作：大部分人在每天醒来的1～2h内头脑最清醒；

10：30　让眼睛离开屏幕休息一下：如果使用电脑工作，那么每工作1h，就让眼睛休息3min；

11：00　吃点水果：这是解决血糖下降的好方法，这样做能同时补充铁和维生素C；

13：00　需要一顿可口的午餐，并且能够缓慢地释放能量；

14：30—15：30　午休一小会儿：那些每天中午午休30min或更长时间，每周至少午休3次的人，因心脏病死亡的概率会下降37%；

16：00　喝杯酸奶：在每天三餐之间喝些酸奶，有利于心脏健康；

17：00—19：00　锻炼身体：根据体内的生物钟，这个时间是运动的最佳时间；

19：30　晚餐少吃点：晚饭吃太多，会引起血糖升高，并增加消化系统的负担，影响睡眠。晚饭应该多吃蔬菜，少吃富含热量和蛋白质的食物；

21：00　洗个热水澡：体温的适当降低有助于放松和睡眠；

23：30　上床睡觉：如果早上 7：30 起床，现在入睡可以保证享受 8h 充足的睡眠。

四、用药指导

未破裂动脉直径＜3mm 可定期观察，但有危险因素（高血压、动脉瘤家族史、动脉瘤不规则等）者及破裂动脉瘤需要及时治疗。一般护理：床头抬高 15°～30°，以利静脉回流。消除脑水肿、降低颅内压：甘露醇不仅能降低颅内压，增加脑血流量，减轻血脑屏障损害和脑水肿，还能增加手术中临时阻断脑动脉的时间，甘露醇对脑组织有保护作用，在其保护下，缺血脑组织的脑电波能恢复得较好，维生素 E 加地塞米松和甘露醇有很强的抗水肿作用。其他如低分子右旋糖酐也对改善微循环有利。

避免用力排便以防加重颅高压引起脑疝，必要时给予开塞露软化粪便。使用抗血管药物时应注意严密观察血压变化。

五、康复训练指导

（1）脑动脉瘤夹闭术后康复训练可以提高手术预后，一旦患者做了手术，建议经济条件允许的时候，可以到省市级医院的康复中心去锻炼，在医生的指导下进行专业康复锻炼。

（2）脑动脉瘤如果引起瘫痪，建议康复训练并建议患者多做主动活动，如站立练习。在开始训练的时候，患者可以背靠墙慢慢站立，也可以扶拐杖慢慢行走，可以做平衡感的练习及坐站练习。

（3）脑动脉瘤比较容易出现大出血，如果处理不当，甚至会引起不可逆转的语言障碍，家人应鼓励患者进行语言练习，鼓励患者要有耐心地从简单的单音开始练习，然后慢慢到双音，再慢慢说出句子。

六、心理指导

（1）从容面对逆境，树立信心　人生是不可预测的，充满了各种不幸和逆境。当我们打开电视、阅读报纸时，每天都会看到各种人间的不幸。癌症、脑卒中、车祸、地震、洪水、战争、种族冲突等，每天都有大量的人员遭受痛苦或者受伤、死亡。所以说，一个人在一生中，都有可能遇到这样或那样的不幸。因此，要敢于接受现实，面对现实，相信科学，增强自己与疾病做斗争的信心。

（2）珍爱身体，积极治疗　要冷静接受已患病的现实，积极配合医生进行治疗。要有长期治疗的思想准备，定期复查，不随便停药减量。了解病情复发的规律和复发的先兆症状，在生活和工作中，有意改变自己的不良性格，减少危险因素，增加保护性因素。

（3）转变负性情绪　情绪与人的身体健康密切相关，特别是负性的情绪（焦虑、恐惧、抑郁、愤怒等）往往影响疾病的治疗效果，甚至导致疾病复发，或症状加重。所以，在维持用药期间患者要注意自己的情绪，不要过分焦虑、紧张、悲观和抑郁。要学会向家人或朋友倾诉，或转移目标，做自己感兴趣的事情，通过积极的行为方式改变负性情绪。

（4）寻求支持　社会支持是一个人抵御心理疾病、防止心理崩溃的重要资源。要善于利用自己可利用的家庭和社会资源来帮助克服自己的困难，调整自己的心态，平稳地渡过难关。可通过电话寻求亲人、朋友、同事或心理医生的帮助，来处理自己的情绪问题或心理问题。

七、出院指导

（1）生活规律，戒烟限酒。

（2）有效控制血压。

（3）告知脑动脉瘤破裂的相关知识，避免诱因，保持大便通畅，避免情绪激动和剧烈运动。

（4）注意安全，尽量不要单独外出活动，以免发生意外时影响抢救。

（5）定期复查。

第五节 • 脑动静脉畸形

脑动静脉畸形是一种先天性局部脑血管发生学上的变异，是脑血管发育异常所致畸形中最常见的一种，占脑血管畸形90%以上。畸形血管由动脉与静脉构成，有的包含动脉瘤与静脉瘤，脑动静脉畸形有供血动脉与引流静脉，其大小与形态多种多样。本病可发生于脑的任何部位，病灶左右侧分布基本相等。90%以上位于小脑幕上，而大多数分布于大脑皮质，约占幕上病灶的70%。其中以顶、额、颞叶多见，枕叶略少。男性发病为女性的2倍，年龄高峰为20～39岁。

一、护理观察要点及护理措施

（1）尽量减少不必要的搬动。

（2）为了减轻脑水肿，降低颅内压，可以把床头抬高，让患者的头偏向一侧，及时清除口鼻内的分泌物。必要的时候，需要做气管切开手术。

（3）通过静脉维持营养，如果没有呕吐症状或者胃出血，到第三天留置胃管，给予患者低脂低盐、容易消化的流质食物，预防并发症。

（4）高热时进行物理降温，可用冰放在患者的大腿根处，或者是腋窝处。也可以用湿毛巾擦额头，或者是手心，来降低体温。

二、饮食指导

不宜吃刺激的食物，如酸辣、冷冻、生的食物，以清淡饮食为主。

三、作息指导

饮食起居是每一个人不可缺少的生活内容。民以食为天，饮食是人类维持生命的基本条件，饮食除讲究营养、合理搭配之外，还要注意饮食有节。现在快节奏的生活方式，进餐的时间也会紧凑，但是定时、适度完全可由自己掌握。睡眠是人生十分重要的生理现象，睡眠是大脑皮质保护性抑制措施，使得脑细胞不致过度疲劳，消除脑力和体力疲劳。生活的周围环境幽静，空气新鲜，居室的布置协调、明朗，可达到陶冶情操、心胸舒畅的目的。

四、用药指导

本病以手术治疗为主，以控制发病，防止再出血，可配合介入、放射治疗。有出血者可按蛛网膜下腔出血对症治疗。有颅内压增高者可给予甘露醇等脱水药降低颅内压。如血肿较大，颅内压增高严重者，则宜手术清除血肿。根据患者的症状选择不同的药物进行对症处理，防止再出血：可试用氨甲苯酸、氨基己酸等凝血药物来防止再出血，以减轻患者的症状等。

五、康复训练指导

患者早日并坚持进行康复训练，保持乐观的情绪和平静的心态。无功能障碍或轻度障碍患者，尽量从事一些力所能及的工作。患者避免情绪激动，防止畸形血管破裂出血。每日保证足够睡眠，避免疲劳。注意安全，防止患者癫痫发作时受伤。

六、心理指导

告知患者及家属动静脉畸形是一种先天性疾患，是胚胎发育过程中脑血管发生变异而形成的，平时注意控制血压，避免诱发因素，可显著降低发病次数，不用过于担心，出院后可以正常生活工作，以解除焦虑。

七、出院指导

定期做检查：CT、MRI、数字减影血管造影等。

病情相关指导：有自发性蛛网膜下腔出血或脑内出血倾向的青年患者，出现头痛、进行性神经功能障碍、智力减退等要及时就医。

第六节 • 颈动脉海绵窦瘘

颈动脉海绵窦瘘是指颈内动脉海绵窦段的动脉壁或其分支发生破裂，以致与海绵窦之间形成异常的动静脉交通。颈动脉海绵窦瘘是一种较为常见的神经眼科综合征。由于特殊的解剖原因，海绵窦区是全身发生动静脉瘘最多的部位。80%以上的患者首先发生眼部症状和体征，如眼球突出、眼球充血、眼球运动障碍等而就诊于眼科。有时因经验不足而误诊为炎性假瘤、甲状腺相关眼病、结膜炎、巩膜炎等，延误治疗，应特别引起眼科医生的注意。颈总动脉的任何分支，包括颈内动脉、颈外动脉及其分出的细小血管，与海绵窦的直接或间接交通都可称为颈动脉海绵窦瘘。

主要由外伤引起，也可见于炎症、动脉粥样硬化性病变等。颈动脉海绵窦瘘按发生原因分为外伤性、自发性和先天性 3 种情况。

（1）车祸、坠落、撞击等间接外伤以及弹片、锥剪刺入等直接外伤均可引起颈动脉海绵窦瘘。间接外伤引起颅底骨折，颈动脉被脑膜固定在海绵窦内，发生撕裂；自眶前区刺入的针锥、剪经眶上裂直接刺破海绵窦及颈内动脉。弹丸也可穿入颅内，穿破海绵窦。颈内动脉破裂后常有 3 种结果。

① 动脉血进入海绵窦，动、静脉直接交通，这种交通可于伤后即形成。也可因间接外伤，颈内动脉内膜裂开，血液由裂纹浸入管壁形成动脉瘤，最后破裂成瘘。有些病例外伤数个月后才出现动静脉交通症状和体征，可能属于此类。

② 蝶骨骨折和颈内动脉破裂同时存在，且相互沟通，动脉血自鼻窦引流，引起不可控制的出血而死亡。

③ 外伤撕破硬脑膜，颈内动脉血直接进入蛛网膜下腔，也可因高颅压、脑疝而死亡。在颅底骨折，同时损伤颈内动脉主干，血流量大，迁延形成颈动脉海绵窦瘘是比较好的结局。颈内动脉在海绵窦内的分支管壁很薄，轻微的头部震荡，即可引起脑膜垂体干或海绵窦下动脉的破裂，形成低流量瘘。

（2）自发性颈内、外动脉及其分支的硬化、动脉瘤以及其他的动脉壁病变，自发形成裂隙或破裂，主干或分支血液直接流入海绵窦。

（3）先天性颈内动脉与海绵窦间存在着胚胎动脉或动、静脉交通畸形，出生后即可发现症状。也有先天性动脉壁薄弱，承受不起高动脉压，自发破裂。多数学者认为后者是引起硬脑膜海绵窦瘘的主要原因。

一、护理观察要点及护理措施

（1）多可见搏动性突眼、颅内血管杂音、眼结膜充血和水肿、眼球运动障碍、进行性视力障碍、头痛、颅内出血和鼻出血、神经功能障碍等症状。

（2）预防外伤。外伤后除了必要的生命救治外应该考虑到颈内动脉海绵窦瘘的可能性，以便及时处理。

二、饮食指导

正常普食，均衡营养，控制总热量、合理配餐、少量多餐。蔬菜及豆制品，每一种的量不要过多。这样才能补充体内所需的各种营养。

三、作息指导

参见“第四节　脑动脉瘤”的作息指导。

四、用药指导

（1）主要原则为保护视力、消除杂音、使突眼回缩、防止脑出血和脑缺血。通过介入治疗和放射治疗等，以达到闭塞瘘口、保护颈内动脉通畅的治疗效果。为防治感染可早期应用抗生素。

（2）抗脑水肿，降低颅内压，可用甘露醇。如果血压比平时高，收缩压达200mmHg（26.6kPa）以上时，可适当用呋塞米等温和降压药。

（3）可用新鲜血浆等纠正凝血异常，合并消化道出血可予云南白药、三七粉等。禁止使用抗凝血药及镇静催眠药。

（4）此时可同时选用中药，如安宫牛黄丸或牛黄清心丸灌服或鼻饲。

五、康复训练指导

小部分颈动脉海绵窦瘘患者可以自愈，少数患者经压迫颈动脉，可使症状减轻或消失。少数患者可发生鼻腔大出血而突然死亡。日常注意劳逸结合，避免劳累；注意衣着，保持冷暖相适；适当进行体育锻炼以增强体质；平时要保持心情舒畅，避免精神刺激。

六、心理指导

告知患者及家属此疾病小部分患者可自愈，大多数患者经治疗后预后良好，不必太担心，注意生活方式。

七、出院指导

定期做体格检查、CT 检查、MRI 检查、脑血管造影等。病情相关指导：颈内动脉海绵窦瘘自愈的可能性极小，少数患者经颈动脉压迫或动脉造影，可使症状减轻。也有报道经眶静脉造影术后，瘘口闭合。有一些患者伴发眼上静脉血栓形成，眼征消失。也有少数患者长期未治疗可伴发眼眶前部动静脉血管瘤。迁延的病例除可由角膜暴露、缺血综合征和青光眼等造成视功能损害外，个别病例可因海绵窦的破裂、大出血而突发死亡，长期的眶静脉淤血、脂肪水肿，可造成眼眶组织纤维化，预后不良，因而应尽早手术治疗。手术后一些迟发性视神经损害和早期的脑神经麻痹仍可望得到部分恢复。而硬脑膜海绵窦瘘有 1/2 患者可自愈，其青光眼引起典型视功能损害比较少见，多数患者预后良好，可观察随访。

第七节 • 颅内硬脑膜动静脉畸形

硬脑膜动静脉畸形（DAVM）是硬脑膜内的动静脉沟通或动静脉瘘，由硬脑膜动脉或颅内动脉的硬脑膜支供血，并回流至静脉窦或动脉化脑膜静脉。本质上 DAVM 是基于硬脑膜的一处或多处动静脉瘘，故以往也称之为硬脑膜动静脉瘘。但动静脉瘘绝大部分属于获得性病变，采用“硬脑膜动静脉畸形”这一名称更能体现部分病变的先天来源的特征。

目前对其发生机制尚无统一认识，归纳起来可分为先天性因素与后天性因素两类，有学者认为硬膜动静脉畸形与先天性小动静脉回路扩张有关。Robinson 认为颅内静脉窦的滋养血管均从颈外动脉系统衍化而来，如有发育异常，易形成颈外动脉—海绵窦瘘；而在胚胎早期，横窦与颈外动脉关系密切，故硬脑膜动静脉畸形多发生在横窦区。另外，也有学者认为硬脑膜动静脉畸形与静脉窦炎有关，外伤、手术等任何外界因素均可造成硬脑膜动静脉与静脉窦之间的网状交通开放，形成动静脉瘘。多数学者强调硬脑膜动静脉畸形和静脉窦炎关系密切，是由于静脉窦栓塞后新生血管形成所致。

一、护理观察要点及护理措施

由于硬脑膜动静脉畸形位于脑外，除非硬脑膜动静脉畸形回流入静脉窦后伴入窦皮质静脉逆流、硬脑膜动静脉畸形直接回流入皮质静脉或硬脑膜动静脉畸形伴大静脉池者，很少表现有神经系统症状和体征，硬脑膜动静脉畸形常见的症状和体征如下。

（1）颅内血管杂音　是硬脑膜动静脉畸形最常见的临床表现，67%～79%的患者有主观或客观的血管杂音。杂音表现为与脉搏一致，呈轰鸣音，持续性，成为患者最不堪忍受的症状。颅内血管杂音的程度与硬脑膜的血流量及部位有关，若椎动脉未参与供血，压迫患侧颈动脉杂音可减弱或消失。

（2）头痛　许多硬脑膜动静脉畸形的患者都有头痛，其可能的原因如下。

① 硬脑膜动静脉畸形“盗血”严重，致使硬脑膜缺血；

② 颅内压增高；

③ 颅内出血；

④ 扩张的畸形血管对脑膜的刺激；

⑤ 持续性颅内血管杂音可造成患者精神紧张及休息不好，亦可出现头痛。

（3）颅内压增高　硬脑膜动静脉畸形引起颅内压增高的因素如下。

① 脑血流量和硬脑膜窦压力增高，伴随脑脊液吸收减少和脑脊液压力增高；

② 颅内外动脉直接与静脉窦沟通，大量动脉血直接入窦，使静脉窦压力增高，由于静脉窦压力增高，使皮质静脉回流障碍、脑出血；

③ 硬脑膜动静脉畸形直接回流入皮质静脉引起脑淤血；

④ 继发性静脉窦血栓形成；

⑤ 巨大硬脑膜下静脉湖引起的占位效应，或颅后窝动静脉畸形的占位效应引起脑脊液循环障碍，形成阻塞性脑积水。

（4）颅内出血　颅内出血是硬脑膜动静脉畸形的另一常见临床表现，有相当部分的患者以蛛网膜下腔出血为首发症状，主要为皮质引流静脉破裂，这是由于硬脑膜动静脉畸形缺乏毛细血管，动脉压力直接传入硬脑膜的引流静脉，当压力超过静脉壁所承受的负荷时，即破裂出血。文献报道85%的患者畸形血管的静脉端存在膨大的静脉瘤或曲张静脉，这才是出血的根源。不同部位的硬脑膜动静脉畸形引起颅内出血的发生率亦不同。颅前窝硬脑膜动静脉畸形常发生蛛网膜下腔出血或脑内出血，这是因为颅前窝硬脑膜动静脉畸形有一个独特的静脉回流方式，即血液先回流到前额叶的软脑膜静脉，再由这些静脉流入上矢状窦或海绵窦。引流静脉为皮质静脉的硬脑膜动静脉畸形，发生颅内出血的机会分别为20%和42%，畸形位于主要静脉窦附近的出血发生率为7.5%，位于远离主要静脉窦出血的发生率为51%。

（5）其他　少数患者可发生癫痫、耳鸣、轻偏瘫、失语、一过性黑朦等。海绵窦硬脑膜动静脉畸形可出现额眶或球后疼痛、突眼、视力下降、复视、眼球运动神经障碍等。

（6）预后　颅内出血和进行性神经功能障碍是影响DAVM预后的最重要因素。一旦出现颅内出血，预后较差。约30%的患者在第一次出血时死亡或出现严重病残。对正在进行抗凝治疗的患者，预后更差。病灶静脉回流类型决定了颅内出血和神经功能障碍的发生率，对患者的预后有预测作用。Davies采用Borden分型对102例DAVM颅内出血和神经功能障碍情况进行统计分析，认为Ⅰ型（按正常硬膜静脉通路回流）预后较好，极少出现颅内出血和神经功能障碍（2%）；Ⅱ型（仍向静脉窦回流，但出现粗大反流的皮质静脉），38%～40%患者有颅内出血或神经功能障碍；Ⅲ型（近静脉窦处有畸形血管团，完全经皮质静脉回流），出血机会极大（79%～100%），预后不良。

二、饮食指导

多吃素食，少吃肉类，可选择豆类食品或者粗纤维食品，洋葱和黑巧克力对血管有益。忌烟酒。多食清淡，少吃多盐或油腻食物。

三、作息指导

参见“第四节 脑动脉瘤”的作息指导。

四、用药指导

患者主要症状是头痛，给予止痛等药物治疗。

(1) 第一类为非甾体抗炎止痛药 常用的有阿司匹林、布洛芬、吲哚美辛、对乙酰氨基酚、保泰松、罗非昔布、塞来昔布等。止痛作用比较弱，没有成瘾性，使用广泛、疗效确切，用于一般常见的疼痛，但如果使用不当，也会对人体健康造成损害。

(2) 第二类是中枢性止痛药 以曲马多为代表，是人工合成的中枢性止痛药，属于二类精神药品，为非麻醉性止痛药。曲马多的止痛作用比一般的解热止痛药要强，但不及麻醉止痛药，其止痛效果是吗啡的1/10。

(3) 第三类是麻醉性止痛药 以吗啡、哌替啶等阿片类药为代表。这类药物止痛作用很强，但长期使用会成瘾。这类药物有严格的管理制度，不能随便使用。

五、康复训练指导

(1) 运动训练 依临床分型不同，进行有针对性的康复训练。采用粗大运动、精细运动、平衡能力和协调性的训练等训练方式，针对性治疗不同类型。

(2) 合并症的训练 每个患者或多或少会存在视觉、听觉、语言等方面功能障碍，为了改善和发展认知功能，康复医师除了进行以上这方面的训练之外，还要观察合并症并有效地进行控制。

(3) 物理训练 电针、肌兴奋治疗、水疗、冷热敷等是临床上比较常见的物理疗法，能缓解痉挛、促进循环，增加关节活动度，从而更多地改善异常姿势。

(4) 使用矫形器具训练 在康复医师的指导下，针对不同类型选择相应的矫正器具进行训练。

六、心理指导

告知患者疾病的并发症及预后以消除焦虑，有利于恢复。如部分混合性硬脑膜动静脉畸形患者可出现头皮血管怒张、扭曲，甚至形成血管团。颅后窝硬脑膜动静脉畸形向脊髓静脉引流时，可引起椎管内静脉高压，导致脊髓缺血，出现脊髓损害表现。高血流者还可伴有心脏扩大、心功能不全。

七、出院指导

定期做检查，具体如下。

（1）脑血管造影 是DAVM诊断和分型最重要的手段，可以清楚地显示畸形血管自动脉期至静脉期各阶段表现，有利于病变的分型和了解血管造影改变与临床表现和预后间的关系，特别是观察累及的静脉窦有无栓塞和静脉回流的方向，对治疗方案的设计具有决定作用。

血管造影的注意事项如下。

①应做六血管造影，即双侧颈内动脉、颈外动脉和椎动脉分别造影；

②病变在枕大孔区者，应加做主动脉弓造影；

③摄片应放在动脉早期即开始，并适当维持到静脉期；

④应采用数字减影技术和超选择插管技术以增加脑血管造影的诊断价值。

（2）磁共振动脉造影/静脉造影（MRA/MRV） 能无创显示硬膜动静脉的解剖结构。但分辨率较差，不能满足临床诊断要求。目前仅作为筛选和随访DAVM的手段之一。

（3）CT扫描 CT扫描有助于发现病变和颅内出血。硬脑膜动静脉畸形的CT表现可为以下几种异常改变：①蠕虫状或斑片状的对比增强；②局部占位效应；③大静脉窦的扩张；④脑室扩大，主要为脑脊液吸收不良或颅后窝硬脑膜动静脉畸形引起脑积水所致；⑤脑白质密度明显减低，主要为静脉回流障碍所致脑实质静脉性梗死、水肿等原因；⑥颅骨内板出现血管压迹扩大；⑦有颅内出血者可见蛛网膜下腔或脑内高密度影。三维计算机体层扫描血管重建（3D-CTA）采用螺旋CT获得增强颅内血管信息，重建血管类型，能清楚地显示畸形血管的三维空间结构，对治疗方案和手术入路的选择有重要参考价值，越来越受到重视。

（4）磁共振成像（MRI） 可作为DAVM筛选和鉴别诊断的手段。在MRI上多数呈无信号的迂曲成团的血管影，呈葡萄状或蜂窝状的黑色影，并能清楚地显示其供血动脉及引流静脉。可显示病变处硬膜厚度以及静脉窦内的血栓，但目前此类检查不能显示DAVM中血流的动态变化，对治疗方法的选择和预后判断帮助不大。

第八节 • 大脑大静脉瘤

大脑大静脉是大脑深静脉的主干，由左、右大脑内静脉合并而成，接受左、右基底静脉后，急转向上绕胼胝体压部以锐角注入直窦的前端，是收集双侧大脑半球内侧面血液的主要静脉。大脑大静脉瘤主要为大脑大静脉的瘤样扩张而非真正意义上的血管瘤，故也称大脑大静脉动脉瘤样血管畸形。本病是比较少见的脑血管畸形，1960 年 Litvak 首次对这一动静脉畸形给予了精确的解剖学定义。过去传统上认为它的诊断和治疗均较困难，预后不良。但是，近来由于神经影像学、显微外科和血管内介入技术的发展和进步，诊断和治疗均有显著的提高，预后也有所改善。可是本病的病残率和病死率依然较高，仍是神经外科面临的难题。

大脑大静脉起源于引流脉络丛中间结构的静脉回流系统，起初该静脉不与深部大脑内静脉沟通，大约在胚胎发育 11 周时，静脉后部与大脑内静脉交通，形成大脑大静脉，静脉前部退化，最终消失。在胚胎发育第 6～11 周期间，如因某种原因引起胚胎发育异常，脑静脉前部不能正常退化闭塞，即可形成动静脉瘘。这种胚胎学改变可解释原发性大脑大静脉的动静脉交通直接开口于静脉囊壁，并大多位于囊壁前下方。静脉瘤的供应动脉可来自中脑旁脉络丛血管、后脉络丛动脉、大脑中动脉、小脑上动脉的分支以及脑膜血管；丘脑穿通支也可因虹吸作用而参与供血。

一、护理观察要点及护理措施

大脑大静脉瘤，根据发病年龄可将病变的临床表现分为四组。

1. 新生儿组

典型表现为出生后不久的高输出量、前负荷性的心力衰竭，几乎出现于所有患儿。心力衰竭的程度依赖瘘口大小和有无静脉栓塞。颅骨听诊能闻及持续颅内血管杂音。颈静脉血氧饱和度明显升高。头颅 CT、MRI 能发现动脉瘤样病灶，血管造影病灶前缘和下缘可见众多细小的供应动脉，多属于 Yasargil Ⅰ型、Ⅱ型和Ⅲ型，以Ⅲ型最多见。超声检查还可发现颈内静脉内持续性血流，不同于正常时的波动性血流。在病灶处可探及无回声阴影，血流也呈持续性。手术治疗颅内病灶不能改善顽固性心力衰竭，并可因术中血压降低，诱发心肌梗死。患儿多死于心力衰竭。尸检发现脑内有脑室旁软化灶、脑实质深部出血、皮质胶质增生、梗死和钙化、皮质下空泡化等病理改变，大脑大静脉异常扩大，并与很多细小动脉相连。脑损伤发生的机制主要是动脉盗血、继发于心力衰竭的脑缺血、出血性梗死、病变压迫及手术创伤等。

2. 婴儿组

（1）新生儿期曾出现心功能失代偿，但经治疗缓解或自行缓解。随后（出生后 1～12 个月）出现头围增大，颅内血管杂音，以头后外侧听诊明显。

（2）没有心功能失代偿病史。婴儿因头围增大而就诊，发现脑积水。胸片可发现心脏肥大。患儿脑室可明显扩大，累及侧脑室和第三脑室。以往认为脑室扩大的原因是增大的大脑大静脉压迫中脑导水管，引起阻塞性脑积水。但近年来病理生理研究和影像学研究显示患儿导水管常保持通畅，而且患儿并无脑积水临床表现。CT 或 MRI 上没有脑室旁水肿。目前认为，矢状窦和静脉系统内压力增高，影响脑脊液吸收障碍是脑室扩大的主要原因。通常脑血管造影可显示充盈的囊样病灶，并可在动态观察造影剂冲入囊内，形成湍流。偶尔，病灶内血栓形成，完全闭塞囊腔，不能显影。如囊壁上血栓形成，囊腔存在，可在 CT 上显示“靶征”。通常此型中瘘口较新生儿组小，且大多只有一个瘘口，相当于 Yasargil Ⅰ型。癫痫也是该组患儿的主要临床表现。长时间脑内盗血，可引起脑缺血。脑梗死以及退行性变是癫痫的病理基础。

3. 儿童组

2 岁以上的儿童大多以头围增大发病。部分患儿可有蛛网膜下腔出血，心脏也可有轻度扩大。颅骨听诊可闻及颅内血管杂音，但需与儿童颅内生理杂音相鉴别。一般在正常婴儿或儿童中，也可在颅骨或眼球旁闻及杂音，以眼球或颞侧明显，收缩期杂音增大，压迫颈动脉杂音可消失。但大脑大静脉瘤杂音以顶结节和中线后部附近明显，在新生儿和婴儿杂音较强，收缩期和舒张期均可闻及，也可为连续性。

4. 成人组

包括年长儿童、青少年或青年。临床表现多种：蛛网膜下腔出血、松果体区占位、高颅内压和脑积水等。头 CT 或 MRI 可作鉴别诊断。病理生理上，患者动静脉瘘口小，流速低，或属于继发性大脑大静脉瘤。

二、饮食指导

饮食要以稀软开始到身体逐步适应后再增加其他食物。应注意不要吃过多的油脂，要合理搭配糖、脂肪、蛋白质、矿物质、维生素等营养素。每天都要有谷类、瘦肉、鱼、蛋、乳、各类蔬菜及豆制品，每一种的量不要过多。

三、作息指导

疾病初期患者要注意以卧床休息为主。康复期则应每日坚持早睡早起，规定每日训练时间及运动量、三餐进食时间，养成规律的生活习惯，有助于更好地恢复。

四、用药指导

原则上以缓解静脉高压和脑缺血为主要治疗目的。脑供血不足的患者，可以口服以下药物，第一个就是抗血小板聚集的药物，如阿司匹林、氯吡格雷等。第二个就是调脂稳定斑块的药物，如阿托伐他汀钙、瑞舒伐他汀钙等。口服以上药物的时候，需要注意有没有出血倾向，需要定期复查肝肾功及血脂等。

五、心理指导

大脑大静脉瘤如未经治疗，预后差。统计文献 92 例未经治疗患者中，有 77.2％的患者死亡，3.3％的患者残疾，12％的患者维持原状，另有 7.5％的患者失访。死亡原因主要为心脑缺血性损害。未经治疗的新生儿病死率更高，达 96％。伴有高排出量心力衰竭的新生儿和出现蛛网膜下腔出血的儿童和青少年，不论采用何种治疗方法，预后都不理想。因脑积水出现头围增大而就诊的婴儿或只闻及颅内血管杂音而无其他临床症状的患者，采用手术治疗可比其他治疗预后佳，但手术难度大，病死率仍较高。

告知患者疾病的预后等信息，以消除患者的疑虑，使患者保持平稳的心态。护士应观察患者心理状态，耐心疏导，帮助重建生活的信心，让患者早日回归社会。

六、出院指导

（1）出院后用药指导　在用药过程中定时用药，定期检查，如有不适，及时就诊。

（2）出院后功能锻炼　应加强语言、肢体功能锻炼及生活自理能力的训练。

（3）病情相关指导　本病发生的两个基本机制为动静脉短路造成的高压血流冲击及硬脑膜静脉窦的闭塞。大脑大静脉瘤患者如有颅内动静脉瘘形成、外周血管阻力降低、回心血量增加时，心排出量升高，导致心室肥大、肺动脉高压，可引起心力衰竭。另外，因矢状窦和静脉系统内压力增高，导致脑脊液吸收障碍，造成脑室扩大，形成脑积水。

（4）出院后饮食指导　应多食高蛋白、低脂肪、富含膳食纤维易消化的饮食；对于植物生存状态的患者教会家属如何给患者进行鼻饲，注意流质温度，告知更换胃管的时间，保证营养摄入。

第九节 • 脊髓血管畸形

脊髓血管畸形较少见，最常见的表现是蛛网膜下腔出血或脊髓出血。其他神经系统症状，如腰痛或根性痛占 15％～20％；感觉、运动障碍占 33％，并常伴有括约肌功能障碍，有时还可有脊柱侧弯或后凸畸形。一旦发生出血，在第 1 个月内再出血率约为 10％，1 年内再出血率约 40％，直接死于出血者至少为 17.6％。脊髓血管畸形可以发生在脊髓任何节段，但最常见为颈段和圆锥。近年来，随着脊髓碘水造影、MRI、选择性脊髓血管造影技术和介入神经放射学的飞速发展，椎体及脊髓血管畸形的研究越来越受到重视。许多新的发现，纠正了以往的片面认识，使治疗效果有了长足的提高。

脊髓血管畸形系先天性病变，对其认识以病理解剖为基础，以动脉或静脉畸形为主要病变，过去着重在静脉的病理生理影响。近年来，在磁共振及选择性脊髓血管造影的基础上，结合大体病理所见，现将脊髓血管畸形分为四种主要类型。

一、护理观察要点及护理措施

依据脊髓血管畸形位于硬膜外和硬膜内的部位不同，其临床表现不同。硬膜外脊髓血管畸形属于Ⅰ型，硬膜内血管畸形分为髓内和髓外，分类属于Ⅱ型、Ⅲ型、Ⅳ型，还包括海绵状血管畸形。

1. Ⅰ型临床表现

脊髓硬脊膜动静脉畸形，男性多于女性，男女比例为 4∶1。患者的平均年龄为 40～50 岁，病变多发于胸腰段。没有明显的家族发病倾向。人口统计资料显示：脊髓硬脊膜动静脉畸形可能为获得性疾病，这些病变可能与创伤性因素有关。疼痛是脊髓动静脉畸形患者最常见的症状。胸腰段背部或臀部的疼痛可能为其主要症状，有时患者可出现神经根性痛。Aminoff 和 Logue 报告 42%的患者主诉疼痛为其主要症状，33%的患者有感觉障碍而非疼痛，一些患者常常在针刺感觉降低区的邻近有皮节分布区感觉过敏，有轻触觉和位置觉缺失。脊髓硬膜动静脉畸形中 1/3 的患者有运动功能障碍的表现。这些患者通常有上运动神经元和与腰骶部脊髓有关的下运动神经元的混合功能障碍体征。臀肌和腓肠肌的萎缩常合并下肢的反射亢进。体力劳动、长时间站立和各种俯身、弯腰、伸展或屈曲等姿势加重了静脉充血可使症状加重。脊髓硬膜动静脉畸形患者蛛网膜下腔出血少见。急性坏死性脊髓病可能导致突然的瘫痪（Foix-Alajouaine 综合征），这可能是由回流静脉突然发生血栓形成引起。脊髓硬膜动静脉畸形患者典型的病史之一，是进行性发展的有上运动神经元和下运动神经元表现的混合性瘫痪，并且合并有疼痛、感觉障碍、臀肌萎缩和中老年男性的括约肌功能障碍。尽管动静脉瘘可能位于腰骶部水平以上或下，症状往往与腰骶部脊髓有关。80%的患者可以为缓慢进展的脊髓病，10%～15%的患者呈严重的脊髓功能障碍，而急性发病。脊髓硬膜动静脉畸形的诊断往往被延误，只有 1/3 的患者在 1 年内做出诊断，大约 2/3 的患者在症状出现 3 年后才做出诊断。

2. Ⅱ型、Ⅲ型临床表现

发生于硬膜内的脊髓血管畸形包括Ⅱ型、Ⅲ型、Ⅳ型。其中Ⅱ型（球状血管畸形）和Ⅲ型（未成熟型或广泛血管畸形）位于脊髓内。髓内病变占所有脊髓血管畸形的10%～15%。与脊髓硬膜动静脉畸形相比，髓内病变在性别分布上近似。髓内病变也可发生于年轻患者。国外研究报告75%的髓内病变患者年龄低于40岁。46%的病变发生于颈段脊髓，44%发生于胸腰段脊髓。髓内动静脉畸形患者的临床表现与硬膜动静脉畸形明显不同。髓内动静脉畸形的患者常发生髓内和蛛网膜下腔出血。可同时伴有或没有急性神经功能障碍。76%的患者在某一时期曾经有出血，24%的患者因出血出现神经功能障碍。髓内出血似乎在颈髓动静脉畸形中更常见。一些患者表现为进行性逐步发展的无力、感觉障碍、括约肌功能异常和阳痿，常并有髓内出血。约20%的髓内动静脉畸形患者可发生髓内动脉瘤。这些脊髓动脉瘤常常位于供给髓内动静脉畸形的主要滋养血管。病变位于中胸段的患者比病变位于其他部位的患者预后要差，这可能与该区段侧支血管少有关。病变位于颈段的患者预后较好。

3. Ⅳ型临床表现

Ⅳ型病变很少见，在Barrow及其同事的报告Ⅳ型病变占该医疗中心治疗的脊髓血管畸形中的17%。Ⅳ型病变的患者通常比Ⅰ型病变患者年轻。常在40岁以前出现症状。在Barrow组的研究报告中，动静脉血管畸形一半为Ⅳa型病变。然而Mourier及其同事注意到63%的患者为Ⅳc型畸形。大多数患者表现为进行性发展的脊髓病并有疼痛、无力、感觉和括约肌功能障碍，或者蛛网膜下腔出血。其分布在男女之间没有差别。这些患者的脊髓功能障碍与Ⅰ型病变相似。血管充血是由于硬膜内静脉压升高所致，Ⅳc型病变的压迫作用，显著地影响脊髓和神经根的功能。Barrow推测这些病变中的一部分患者可能是后天发生的。曾有几例报告在症状出现以前曾经历椎管内手术和（或）颅脊柱创伤，提示在某些患者，其发病为后天所致，其他患者为先天性病变。

4. 海绵状血管畸形临床表现

海绵状血管畸形占所有脊髓血管畸形的5%～12%，可能是家族性的或多发的。海绵状血管畸形在中枢神经系统内发病率为0.2%～0.4%，估计有3%～5%的脑脊髓海绵状血管畸形发生于椎管内。脊髓海绵状血管畸形患者的平均年龄为35岁。患者可表现为急性神经功能障碍，这常常与出血有关，由于血管的急性扩张，常并发出血。还可以表现为进行性的、逐步发展的神经功能障碍，并有一种在较严重功能障碍发作以后出现神经功能改善的趋势。也可能发生反复出血，出血后神经功能的恶化可持续数小时或数天。

二、饮食指导

饮食要以稀软开始，逐步适应后再增加其他饮食。应注意不要吃过多的油脂，要合理搭配糖、脂肪、蛋白质、矿物质、维生素等食物。此外，每天都要有谷类、瘦肉、鱼、蛋、乳、各类蔬菜及豆制品，每一种的量不要过多，这样才能补充体内所需的各种营养。

三、作息指导

疾病初期患者注意要多卧床休息。康复期每日坚持早睡早起，规定每日训练时间及运动量、三餐进食时间，养成规律的生活习惯，有助于更好地恢复。

四、用药指导

脊髓血管畸形目前没有特效药物，止痛药物可以用来缓解头痛等不适，但彻底治愈需要依赖手术治疗。

五、康复训练

脊髓血管畸形患者可能存在一侧或双侧肢体无力、跛行、脊柱侧弯、肢体协调能力下降、步态不稳等表现，术后需进行相应的康复训练，以恢复运动功能。

六、心理指导

（1）解除患者对疾病的紧张、焦虑、悲观、抑郁等情绪，增强战胜疾病的信心。

（2）正确及时的健康教育，使患者尽早适应新的角色及住院环境。

（3）帮助患者建立新的人际关系，特别是医-患关系，以适应新的社会环境。

七、出院指导

（1）出院后用药指导　在用药过程中定时用药，定期检查，如有不适，及时就诊。

（2）出院后功能锻炼　应加强语言、肢体功能锻炼及生活自理能力的训练。

（3）病情相关指导　畸形血管破裂可能并发蛛网膜下腔出血，腰椎穿刺时可能发现血性脑脊液。

（4）其他辅助检查

① 平片。椎体血管瘤可见椎体有栅状疏松；髓内血管畸形可见椎管及椎弓根间距增宽，类似髓内肿瘤。Cobb 综合征可见椎体及椎弓根破坏。

② 脊髓造影。这是判断脊髓病变最重要的检查步骤，不仅能提供脊髓本身的非直接影像，还能显示髓周血管的直接影像。造影时应使用非离子性水溶性造影剂，其副作用少，可以较好地在蛛网膜下腔弥散，充分显示病变。同时，还能很快吸收，不影响再次行血管造影。必要时可加行 CT 扫描或脊髓断层造影。

a. 髓周正常血管影。正常脊髓造影片上常可见到髓周和髓后的血管影，直线为脊髓前静脉，弯曲的为脊髓后静脉，多位于胸 4～8 节段。正位断层可在胸腰段见到发针样根髓引流静脉。

b. 病变的脊髓造影影像。脊髓增粗，提示髓内血管畸形，脊髓表面的静脉团可致梗阻。椎体血管瘤可造成硬膜外压迫。另外，在脊髓周围或椎管圆锥部可见扩张或迂曲的血管影。

③ CT 扫描。在脊髓造影明确病变节段后，再行 CT 扫描，对病变将会有一个更全面的认识。平扫可检出髓内血肿和钙化。鞘内注射造影剂可见蛛网膜、硬膜下腔有异常的充盈缺损。造影增强后，可显示髓内、外异常的血管团。

④ 磁共振成像。可以从矢状、冠状、横断三维断层图像全面认识髓内血管畸形的部位、血管团的大小、有无静脉血栓形成，并做手术后或造影后的随访用，逐步代替了脊髓碘水造影。除海绵状血管瘤外，各型的血管畸形在 MRI 的影像中，都显示为蜿蜒迂曲的低信号流空现象，分布在蛛网膜下腔或脊髓髓内。有静脉充血时，可显示脊髓膨大，信号或强或弱，髓内海绵状血管瘤则在 T1 加权像时表现为较典型的“黑环”征，即中间是高信号，提示出血后正铁血红蛋白沉积，周围为低信号。

⑤ 脊髓血管造影。目前确诊和分类脊髓血管畸形的唯一方法，同时亦可为治疗提供极有价值的信息。

第五章 先天性和后天性异常病变

第一节 • 脑积水

脑积水（hydrocephalus）是指因颅内疾病引起的脑脊液分泌过多、吸收不足或循环受阻所致，当脑脊液在脑室及蛛网膜下腔内积聚，并继续增长，常常伴有颅内压升高及一系列症状。

脑积水是一种较常见的颅脑疾病，也是儿科、神经外科最常见的疾病。任何年龄段均可发病，在患者群中，以婴幼儿和60岁以上的成人最为多见。美国婴儿脑积水的患病率大约是1/1000，发展中国家可能更高。发展中国家婴儿脑积水主要是由于新生儿感染，而发达国家最常见的原因则是早产出血后脑积水、先天性导水管狭窄、脊髓脊膜膨出和脑肿瘤等。

脑积水有多种分类方法，与发生原因、拟采取的治疗方式尤其相关的类型为梗阻性脑积水与交通性脑积水。①梗阻性脑积水，又称非交通性脑积水或称脑室内型梗阻性脑积水，病变位于脑室内或附近，因脑室系统脑脊液循环阻塞而形成。常见于蛛网膜囊肿，导水管闭锁或狭窄，正中孔或室间孔发育不良、阿诺尔德-基亚里综合征、颅咽管瘤等。②交通性脑积水，病变位于脑室外，由于脑室外的脑脊液循环通路受阻或吸收障碍所致，也有因产生过多的脑脊液而致脑积水，例如乳头状瘤。脑积水的分类还有先天性与后天性脑积水，急性和慢性脑积水，进行性与静止性脑积水，单纯性、继发性和代偿性脑积水，高压力性、正常压力性和脑萎缩性脑积水，儿童和成人脑积水等。

一、护理观察要点及护理措施

脑积水症状因发病年龄以及疾病类型的不同而有所不同。

（1）高颅压性脑积水典型症状为头痛、视力障碍、恶心、呕吐等。

（2）特发性正常压力性脑积水是一种交通性脑积水，其典型特点是认知障碍、尿失禁和共济失调三联征。

（3）儿童脑积水典型症状为烦躁、表情淡漠和食欲差、双眼固定往下看以及运动异常等。

（4）儿童脑积水常见的症状有：①头围迅速增大，与身体比例失调，表现为头大脸小；②喂食困难、抓头摇头、哭闹不止，严重者可引起呕吐、昏睡或嗜睡；③眼睛“落日征”，眼球下垂至眼睑的下方，眼睛大部分为白色的巩膜，像是太阳已落至地平线；④神经功能障碍，晚期可有生长发育缓慢，不能正常站立或坐稳；⑤晚期可导致智力下降，生长停顿。

（5）青少年及成人常见的症状有：①视力障碍；②恶心、呕吐；③小便失禁；④身体平衡出现问题；⑤走路困难，记忆力减退，精神不佳。

（6）当婴幼儿出现易激惹、表情淡漠、双眼固定往下看、运动异常、哭叫声高亢、吸吮较差或喂养问题、不明原因反复发作的呕吐、不愿意移动头部或躺下、呼吸困难、癫痫发作等表现时应及时就医；成人若出现头痛、视力障碍、恶心、呕吐、走路不稳、智力障碍、尿失禁等表现应及时就医，进行进一步检查。

（7）如果颅内感染可能伴有发热，可伴有精神症状，包括易疲劳、不耐心、情绪不稳定、嗜睡、冷淡。儿童先天性脑积水常常伴有其他神经系统畸形，以脊柱裂多见；或与其他先天性疾患或遗传性疾病并发；也可以表现为单纯性。

（8）脑积水患者根据不同病情听从专业医生建议时间进行复查，一般为6～12个月内定期复查。定期复查CT、头围大小，以了解是否出现复发。复查时间依照病情及手术效果而定，一般为3～12个月，具体以医生建议为准。如果复查结果提示复发，脑室体积再次扩大，脑室分流位置不理想或引流管阻塞，应及时就医。如若出现头痛、视力障碍、恶心、呕吐、走路不稳、智力障碍、尿失禁，儿童出现易激惹、表情淡漠和食欲差、双眼固定往下看、运动异常等复发征象时应及时复查。

（9）孕期检查可能会发现胎儿脑积水，一旦出现这种情况需听从医生的专业建议，尽早采取治疗措施。

（10）脑积水不能有效预防，但定期产检、定期接种疫苗、积极处理和预防感染性疾病、预防各种外伤、防治高血压等措施均可以降低脑积水的风险。孕妇应定期进行产前检查，可降低早产风险，大大降低新生儿出现脑积水的发生率。定期进行疫苗接种和疾病筛查，预防和及时治疗与脑积水相关的感染和其他疾病，如脑膜炎、脑炎。

（11）减少颅脑外伤的发生。对于婴儿和儿童，应注意使用适合年龄和尺寸的儿童安全座椅，儿童和成人在骑自行车、滑板、摩托车时应佩戴头盔，保护头部。

（12）做好术前准备，协助患者做好术前各项检查；询问药物、食物等过敏史；头部备皮等。急性期绝对卧床休息，禁止起坐、洗头、沐浴、如厕等，血压平稳后可床头抬高 15°～30°。麻醉未醒者要去枕平卧位，头偏向一侧以免呕吐误吸；清醒着床头抬高 15°～30°，利于静脉血液回流，减轻脑水肿。脑室外引流的保持平卧位。

（13）引流管教育。告知家属及患者勿牵拉引流管，避免使引流管扭曲、打折、受压。做好保护性措施，上床栏，躁动不安者应适当给予约束带约束肢体，做好家属解释工作，并指导家属细心看护，避免发生意外。

二、饮食指导

清醒患者进食高热量、高蛋白、高维生素、高纤维素、易消化饮食，意识障碍患者 48h 给予鼻饲流食。注意卫生，防止腹泻。局麻患者术前 4～6h 禁食禁水；全麻患者术前 8～10h 禁食禁水。术后当日禁食禁水，由静脉供给营养；术后第一天进流食，如稀饭、米汤等，少量多餐。术后第二日半流食，如汤面、鸡蛋羹等，以后逐渐改为少渣饮食、普食，可根据患者胃口及进行搭配，清爽可口少辛辣为宜，忌饮浓茶、咖啡等。昏迷患者术后 48h 内给予鼻饲流食，以高蛋白、高热量、高维生素为主。

三、作息指导

术后指导患者绝对卧床休息，告诉患者不能起坐、洗头、沐浴、如厕及其他下床活动项目，训练患者进行床上排便。尽量满足患者的日常需要，尽可能地为患者提供安静、舒适的环境，减少探视，避免声、光刺激和频繁刺激。对躁动不安的患者，注意意外损伤；多加安慰，避免精神紧张、情绪波动、用力排便、屏气、剧烈咳嗽等，引发颅内再出血。保持大便通畅，患者使用脱水药后，大量吸收肠道内水分，加上卧床休息，肠蠕动减慢，使大便变得干燥。指导患者多进食粗纤维的食物，多饮水，食物中可添加香蕉、麻油等润肠食物。每天按摩腹部增加肠蠕动的次数。必要时使用开塞露。

嘱患者多卧床休息，规定患者每日起床及入睡时间，规定训练时间及活动量，三餐进食规律、营养均衡，形成正常的生理节律。保证充足的睡眠，避免睡前兴奋过度等。秋冬季注意保暖，避免受凉感冒。

四、用药指导

应注意观察患者用药后的不良反应，指导患者正确服药，不得擅自增减药量或停止用药。

五、康复训练指导

对于失语患者，指导并鼓励患者进行非语言性沟通，如固定手势、留言等，对构音困难者应耐心倾听，并给予支持鼓励。指导患者及家属进行语言训练，如教患者发单音字、数数等。对于肢体乏力或偏瘫的患者，可在床上做屈、伸、抬上抬下的动作，以促进功能的恢复。术后有肢体偏瘫的患者，要保持良肢位，急性期过后尽早帮助患者活动肢体，促进肢体功能恢复，防止足下垂。康复训练脑损伤后遗留的语言、运动或智力在伤后1～2年内有部分恢复的可能，应提高患者的信心，协助患者指定康复计划，进行废损功能训练，如语言、记忆力等方面的训练，以提高生活自理能力以及社会适应能力。

六、心理指导

保持患者情绪稳定，避免情绪激动而引起颅内压增高。护士多与患者及家属沟通，清除思想顾虑。护士向家属及患者介绍目前的病情进展及可能出现的问题，取得患者及家属的理解和配合。保持环境安静，严格限制探视。

七、出院指导

（1）轻型患者应尽早自理生活和恢复活动，注意劳逸结合，瘫痪患者制定肢体功能锻炼计划，尤其发挥不完全瘫痪部位或肢体的代偿功能，为日后生活自理做准备，静止状态时瘫痪肢体应置于功能位，以防畸形造成日后生活障碍。

（2）对于有自觉症状（如头痛、头晕、耳鸣、记忆力减退、注意力分散等）的患者，应鼓励患者保持乐观情绪，主动参与社交活动和建立良好的人际关系，树立康复信心。

（3）有癫痫发作者不能单独外出、攀高、游泳、骑车，随身携带疾病卡，应按医嘱定时、定量服用抗癫痫药，并教会家属发作时的紧急处理方法。

（4）指导协助完成生活护理，术后一个月不宜洗头，可用温水擦拭，避免用手抓挠伤口，预防感染的发生，定时翻身、按摩，防止发生压力性损伤。慎用热水袋，以免发生烫伤。

（5）原有症状加重，如头痛、头晕、呕吐、抽搐、手术切口发炎、积液等应立即就医。

（6）3～6个月后到医院进行复查。

（7）日常加强饮食，多食用健脑促进神经功能恢复的食物，如动物脑、栗子、核桃等。

第二节 • 颅内蛛网膜囊肿

颅内蛛网膜囊肿是指脑脊液样的无色透明液体被包裹在蛛网膜所构成的袋状结构内形成的囊肿，是一种较为常见的先天畸形性疾病，属于先天性良性脑囊肿病变，是由于发育期蛛网膜分裂异常所致。囊壁多为蛛网膜、神经胶质及软脑膜，囊内有脑脊液样囊液；囊肿位于脑表面、脑裂及脑池部，不累及脑实质；多为单发，少数多发。本病多无症状，体积大者可同时压迫脑组织及颅骨，可产生神经症状及颅骨发育改变。本病多见于儿童及青少年，男性较多，左侧较右侧多见。颅内蛛网膜囊肿目前首选的治疗方式是脑室镜治疗，同时提出了蛛网膜囊肿的临床 3 分型，分别对应不同的临床治疗策略，其中Ⅰ型随访观察，Ⅱ型内镜单口造瘘，Ⅲ型内镜双口造瘘。国际上早期主要通过脑室腹腔分流术治疗该疾病，但对不同患者的治疗效果不一，同时分流管的放置也可能带来比较棘手的临床并发症。

颅内蛛网膜囊肿是一种神经内外科疾病，以往为患者实施治疗，主要是开颅囊肿切除术、囊肿腹腔分流术、囊腔与周围脑池交流术等治疗，但是这些手术对患者的创伤较大，会增加颅内蛛网膜囊肿患者的并发症概率。神经内窥镜治疗是微创手术的一种，可减少患者的手术创伤，在患者接受神经内窥镜治疗的过程中，加强其护理干预，则可促进疗效的提高。

一、护理观察要点及护理措施

（1）密切观察血压、脉搏、呼吸、体温等生命体征。

（2）观察意识、瞳孔大小、对光反射灵敏度等。

（3）询问患者既往史、过敏史、用药史及受伤史。

（4）头痛、呕吐的护理。由于颅内囊肿的刺激，患者易出现头痛、呕吐，应遵医嘱给予 20%甘露醇静滴，配合医生进行腰穿放液，可有效缓解症状。由于术中部分囊液的流出，对周围脑组织的刺激，或囊液排出后突然的减压，使组织发生移位后造成的不均匀牵拉，导致出现头痛、呕吐。患者出现头痛、呕吐时，应与颅内高压出现的头痛相鉴别，颅内高压呕吐呈喷射性，因此要密切观察头痛、呕吐的性质，如出现低颅压性头痛，应绝对卧床休息，去枕平卧，尽量减少头部活动，向患者及家属解释平卧位的重要性及必要性，必要时行止痛和镇静治疗。同时要密切观察患者的意识、生命体征和瞳孔的变化，及时记录，鼓励患者适当饮淡盐水，增加补液量。

（5）癫痫的护理。蛛网膜囊肿患者常伴有癫痫，术后大脑皮质受刺激往往会诱发癫痫，密切观察患者意识、瞳孔、生命体征的变化，注意有无先兆症状，发作时，立即采取安全保护措施，减少声光刺激，给予心电监护及氧气吸入，肌注或静推地西泮，同时放置牙垫以防咬伤舌体，保持合适体位，抽搐发作时不要用力压迫抽搐肢体，防止四肢或脊柱骨折、脱位，随时开放静脉通道。

（6）颅内感染。术后多数患者会出现短暂的一过性发热，注意观察体温的变化，体温一般 38℃左右，不超过 3 天，如患者持续发热且体温高于 39℃，出现脑膜刺激征，则应高度怀疑颅内感染，需行腰椎穿刺脑脊液检查。确诊后加强抗感染治疗的同时必须做好高热患者的护理，保持伤口敷料清洁干燥，严格执行无菌操作。

(7) 麻醉未醒时给予去枕平卧位，头偏向健侧，防止舌根后坠或口腔分泌物等吸入气管引起吸入性肺炎或窒息。清醒后将床头抬高 15°～30°，以利静脉回流。注意观察引流管内引流液的颜色、量、性质，保持引流通畅。对躁动者约束带适当约束，防止牵拉及误拔引流管，搬动患者、变换体位时应由 2 名以上护士完成。悬挂坠床标示，认真做好宣教。严密观察伤口渗血渗液情况，夹闭尿管，按需放尿，以训练膀胱功能。给予心电监护，密切关注血氧饱和度情况。一旦发现意识由清醒转入昏迷、瞳孔不等大、对侧肢体偏瘫及生命体征异常，应及时通知医生处理。

(8) 术后护理。颅内蛛网膜囊肿患者术后，不仅应为其实施尿量、肢体活动、瞳孔、意识、生命体征等的观察，且应对其并发症的发生进行防护。

① 低颅压：患者在手术的过程中，存在脑脊液部分流出的情况，使得患者较易出现低血压的情况，表现为呕吐、恶心、头痛等症状，体位是导致其术后出现低颅压的主要原因，应嘱家属避免移动、抬高患者的头部，保证其处于平卧位。

② 颅内出血：患者在术后出现低颅压致静脉撕裂时，若出现少量的积液或出血，但未出现明显的症状，则可不实施特殊处理，若患者的症状明显或出血量、积液量较多，则须实施钻孔引流干预。

③ 颅内感染。神经内窥镜术后的 3 天内，患者较易出现短暂性的 39℃以下的发热症状，若其不存在脑膜刺激症状，则多数是因为脑室壁受到术中冲洗液刺激所致，或因为蛛网膜下积液所致，为其实施对症干预即可。若患者持续处于高热状态，且存在脑膜刺激症状，应充分考虑颅内感染，为其实施腰穿脑脊液、细胞学等检查确诊，加强其抗感染的力度；鞍区囊肿术、三脑室术后的并发症之一为水钠平衡紊乱，应在患者术前、术日以及术后，定时对其肌酐、尿素氮、血钠水平以及尿量进行检测，若发现其出现低钠症状或尿量急剧增加的情况，应及时报告医生进行有效处理。

二、饮食指导

进食高热量、高蛋白、低脂肪、易消化饮食为原则。

三、作息指导

嘱患者多卧床休息。规定患者每日起床及入睡时间，规定训练时间及活动量，三餐进食规律、营养均衡，形成正常的生理节律。保证充足大的睡眠，避免睡前兴奋过度等。秋冬季注意保暖，避免受凉感冒。避免过度劳累、烟酒、高空作业、驾驶等危险因素。

四、用药指导

对于有癫痫发作的患者一定按医嘱坚持服药，不得擅自停药或者更改药物的剂量及品种，以免癫痫再发作。用药时应注意观察患者用药后的不良反应，指导患者正确服药，不得擅自增减药量或停止用药。

五、康复训练指导

对于失语患者，指导并鼓励患者进行非语言性沟通，如固定手势、留言等，对构音困难者应耐心倾听，并给予支持鼓励，指导患者及家属进行语言训练，如教患者发单音字、数数等。对于肢体乏力或偏瘫的患者，可在床上做屈、伸、抬上抬下的动作，以促进功能的恢复。术后有肢体偏瘫的话患者，要保持良肢位，急性期过后尽早帮助患者活动肢体，促进肢体功能恢复，防止足下垂。应提高患者的信心，协助患者指定康复计划，进行废损功能训练，如语言、记忆力等方面的训练，以提高生活自理能力以及社会适应能力。在康复训练中防止患者出现过度疲倦。

六、心理指导

做好相关规章制度及疾病知识和手术方式的宣教，使其了解疾病并正确对待手术结果，消除其对陌生环境的恐惧、紧张心理，有利于治疗与护理，使其以最佳心态主动积极地配合手术。术前访视患者，为其讲解神经内窥镜治疗的可靠性、原理、手术环境以及预后情况，耐心对其疑问解答，将其恐惧心理消除，更加积极地配合临床操作。

七、出院指导

（1）告知患者出院后，避免抓挠伤口，防止切口感染。伤口避免碰水 1 个月，保持伤口干燥洁净，伤口出现红、肿、疼痛、分泌物，应立即到附近医院进行检查。

（2）注意休息，加强营养。患者出院后应加强营养，饮食合理的搭配。可以多吃富含蛋白质的食物，每天要多喝水，保持大便通畅。

（3）按时到医院进行复查。复查时带好 CT、MRI 结果和出院小结。若有不适请及时到医院检查，以防延误病情。

（4）有癫痫史的患者，需继续服药，指导患者及家属服药与停药的基本知识，不能自行停药、换药、减药，以免诱发癫痫。避免过度劳累、烟酒、高空作业、驾驶等危险因素。

（5）蛛网膜囊肿-腹腔分流术术后，患者会终身带管，注意不要剧烈运动，密切注意患者是否出现呕吐、囟门饱满、头痛、抽搐等颅内压增高的表现，若有上述的现象请立即就医。

（6）保持分流管处的皮肤完整，注意保护覆盖在泵及管路上的皮肤，避免皮肤破损，以防出现感染。

（7）注意覆盖在泵及管路的连接上的皮肤是否肿胀，若有上述现象请立即就医。注意休息，不可过度劳累，保持睡眠充足，可进行适当的锻炼以利于身体尽快康复，避免剧烈运动。

（8）遵医嘱注意分流泵的位置和按压要求，出现分流泵按下不弹出或按不下，表示分流管梗阻，应立即复查。

（9）脑室-腹腔分流术术后使用可调分流管的患者请远离磁场。患者与家属牢记分流管压力数值。

（10）有肢体功能障碍的患者，指导其在家坚持锻炼。

（11）注意预防感冒和消化道疾病，少去人多的公共场所。

第三节 • 颅缝早闭症

颅缝早闭症是一类出生时或出生后早期即发生的颅缝过早闭合的疾病。颅缝早闭症的主要特点是一条或多条颅缝发生过早的融合，而出现颅面部畸形和颅内压的改变。颅缝早闭症的治疗和管理需多学科合作，包括颅面外科、神经外科、麻醉科、手外科、眼科、遗传学科、重症监护科、口腔科、五官科、儿科、放射科、精神心理科等，以及相应的临床护理、言语康复治疗等。早期诊断并接受系统治疗，有助于改善患儿的畸形外貌、促进神经系统的正常发育、减轻患者和家庭的社会心理负担，同时可减少手术次数和治疗产生的相关费用。颅缝早闭症的发病率为1/2500～1/2000。遗传和基因突变是颅缝早闭症的主要病因。胚胎发育的环境因素，如母亲的吸烟习惯、甲状腺疾病、双角子宫等，以及致畸药物的使用也与颅缝早闭症的发生相关。

一、护理观察要点及护理措施

（1）密切观察血压、脉搏、呼吸、体温等生命体征。

（2）观察意识、瞳孔大小、对光反射灵敏度及反射等。

（3）详细询问患者既往史、过敏史、用药史及受伤史。

（4）严密观察病情　整复手术虽相对传统颅缝再造手术创伤小，但仍面临风险大、时间长、病情变化多。按患者年龄、体重严格控制输液量和速度。术后24h抬高头部15°～30°，促进脑部静脉血液回流。待病情稳定，术后第2天返回病房持续心电监护72h。密切观察意识、瞳孔、呼吸、SpO_2、血压、体温及尿量情况。

（5）防止脑脊液漏、皮下积液、继发性颅内出血　患者术中头部两侧帽状腱膜下均放置引流管持续低负压引流，术后密切观察记录皮下引流液的颜色、性状、量，如引流量>100mL/h或短时间内有大量血性液体涌出，或引流液变浅后又呈鲜红色，应警惕活动性出血的存在，应给予止血处理，必要时输注血制品、复查头颅CT，排除术后再出血的可能。如术后2～3天引流出大量澄清的淡黄色液体，或出现手术切口膨出、敷料持续渗液或头皮下积液等情况，应考虑脑脊液漏，遵医嘱给予加压包扎、抬高床头30°等处理。

（6）防止颅内感染，改善脑代谢　遵医嘱合理应用抗生素，密切观察患者意识和体温变化，如手术3天后体温>38℃，有颈部抵抗感，结合腰椎穿刺及实验室检查，应警惕颅内感染。依据患者术前神经系统发育情况合理应用神经节苷脂制剂，静脉滴注改善脑代谢药物，2周为1个疗程，促进大脑发育。

（7）防止颅骨瓣松动或移位　手术致术后额颞部、枕后骨瓣仍处于游离浮动状态，创面予弹力绷带加压包扎，保持重建后颅腔的稳定性，每2h翻身1次。翻身时动作轻柔，防止碰撞手术部位致骨瓣松动或移位。严禁术后进行头颈部穿刺置管输液，避免意外发生。

（8）防止牵引器感染、外露、断裂及压力性损伤发生　术后依据患者头颅大小自制软毛巾头圈垫于枕后，安置患者左、右侧舒适卧位，避免牵引器受压压迫局部皮肤导致压力性损伤发生。牵引器外露部位每日予以消毒，清洁切口2～3次，保持清洁干燥，避免碰撞发生意外。每次进行牵引操作时给予安抚，以分散患者注意力缓解疼痛。

（9）防止眼部感染　术后24～72h因弹力绷带包裹压迫，眼睑肿胀明显，日间予以妥布霉素滴眼液滴眼，2～3次/天，注意不要揉眼，保持眼部清洁，夜间睡前使用金霉素眼膏保护角膜，防止暴露性角膜炎。

（10）动态颅矫形器的使用与护理　为保证整复手术效果，且患儿处于生长发育快速期，在1期术后拆线后应根据患儿术后头颅三维CT数据及牵引器安置部位定制使用动态颅矫形器，使用时在避免压迫牵引杆前提下保证矫形效果。开始佩戴时打开矫形器戴在头上，将尼龙搭扣扣紧，佩戴时间一般为1～1.5年，根据佩戴情况一般1个月来院调整1次。佩戴期间密切观察患儿配合情况，注意保护头颅支点部位的头皮免受压伤引起破溃，可在矫形器的几个支点内侧加厚海绵，防止颅矫形器摩擦牵引器外延长杆致压力性损伤、感染，每天拆下矫形器，观察牵引器及头部皮肤情况，按摩头部15min之后再戴上。

（11）体温的管理　由于小儿体温中枢发育不完善，加上手术暴露时间长、创伤大，体温每降低1℃，脑组织基础代谢率下降7%，颅内压下降3.7%～5.5%。可见保持体温恒定尤为重要。患者高热时应立即给予0.5%安乃近1～2滴滴鼻，头部置冰袋；大年龄患者立即头部置冰袋，给予酒精擦浴，辅以解热镇痛药物肌内注射。

（12）颅内压的观察与护理　国外报道先天性颅缝早闭手术病死率1%～2.5%，死因主要为术后并发硬脑膜外血肿、急性脑水肿、继发性脑水肿及脑膜炎。因此，术后要重点观察患者意识、瞳孔（对未做重睑术患儿）、肢体活动情况及生命体征的变化，注意患儿有无头痛、烦躁不安、恶心、呕吐等症状，以便及时发现病情变化，给予相应处理。维持合理体位，患者全麻清醒后，一般是抬高床头15°～30°，以利于颅内静脉回流，保持硬脑膜外引流管通畅。术后按患儿年龄、体重严格控制输液量和速度。按医嘱及时给予甘露醇及甲泼尼龙等药物。

（13）出血的观察与护理　由于手术剥离创面大，加上术后多数患儿硬脑膜外遗有较大腔隙，微小的出血点得不到压迫止血，会引起继发性创口渗血和颅内出血。因此，要注意观察创口敷料渗血及硬膜外引流管的引流情况。如每小时引流量超过100mL或短时间内有大量血性液体涌出，应警惕活动性出血的存在，给予止血处理。

（14）强力预防感染　手术创面大、手术时间长、头皮下积血积液、所置引流管通道及机体抵抗力降低是术后感染的基础，除术前、术中及术后合理应用抗菌药物，采取有效的护理措施至关重要。每日开窗通风，用0.2%碘伏空气喷雾消毒2次，紫外线空气消毒1次，保持病房环境整洁安静，空气新鲜，限制人员进入。操作前后严格洗手，严格执行各种管道护理常规，保证引流管为负压引流，保持引流通畅及引流系统密闭和无菌。头下置无菌治疗巾，及时处理切口渗血，更换切口敷料。加强营养，补充机体所需物质。

二、饮食指导

手术当天禁食，术后第1天少量饮水。术后第2天给予易消化、高热量、高维生素、高蛋白流食，增强机体抵抗力，促进切口愈合。

三、作息指导

嘱患者多卧床休息。规定患者每日起床及入睡时间，规定训练时间及活动量，三餐进食规律、营养均衡，形成正常的生理节律。

四、用药指导

患者用药时应注意观察患者用药后的不良反应，指导患者正确服药，不得擅自增减药量或停止用药。

五、康复训练指导

由于颅缝过早骨化，使大脑发育受限，不同程度地影响大脑功能，患儿智力相应低下，肢体的运动功能有不同程度的障碍，因此，术后要对患者进行干预治疗，如语言训练、书写和阅读能力训练、肢体功能训练。家长应倾注更多的爱心，定期在干预门诊医护人员的指导下对患儿进行评估与训练，并学会训练方法，坚持训练，从而提高患儿的智力、行为等能力。

六、心理指导

熟悉病情，积极与患者及家属沟通，减轻其恐惧心理。做好相关规章制度及疾病知识和手术方式的宣教，使其了解疾病并正确对待手术结果，消除其对陌生环境的恐惧、紧张心理，有利于治疗与护理，使其以最佳心态积极主动地配合手术。耐心认真聆听患者主诉，嘱家属多关心、支持患者，嘱家属改善环境卫生，减少诱发因素，减少忧虑情绪，鼓励患者参与社交活动。

七、出院指导

（1）院后避免剧烈运动与碰撞头部，3 个月内勿洗头。

（2）定期复查颅骨片，避免颅骨再造的骨缝骨化，每月复查调整矫形帽，观察颅腔外观整复情况。

（3）颅缝早闭患儿除整形外科整手术治疗外，仍需多学科联合治疗，如神经外科等。

（4）复查患儿神经系统功能发育，儿童保健康复科进行术后康复训练和认知干预等。

（5）术后 1 年内每月复查 1 次，1 年后每年复查 1 次，共随访 5 年。

第四节 • 隐性椎管闭合不全

隐性椎管闭合不全（occult spinal dysraphism）是指一组以椎管闭合不全和神经脊膜脊柱和皮肤畸形为特征并有皮肤覆盖的先天异常。而开放性椎管闭合不全（如脊髓脊膜膨出）是指异常的脊柱和椎管内容物没有皮肤覆盖或仅有一层菲薄的不完整的表皮覆盖。隐性椎管闭合不全比开放性者多见。隐性椎管闭合不全包括隐性脊柱裂脊膜脊髓膨出、脊膜膨出、脊膜脊髓囊肿膨出、脂肪脊髓脊膜膨出、椎管内脂肪瘤、尾椎退化综合征颅颈畸形、脊髓栓系、脊髓纵裂、神经管原肠囊肿和皮窦。这些疾病在病理学上各有其显著的特征，常需借助 MRI、CT 等影像学检查确诊。

一、护理观察要点及护理措施

(1) 密切观察血压、脉搏、呼吸、体温等生命体征。按时测量体温，体温在37.6～38.5℃，多采用物理降温，多喝温开水，头枕冰袋；超过38.5℃告知值班医师处理。如有出汗及时更换衣服，防止受凉。心率在120～140次/min属于正常，低于80～90次/min时2min后再次测量，若还不加快应立即告知值班医师及时处理。

(2) 观察意识、瞳孔大小、对光反射灵敏度等。

(3) 详细询问患者既往史、过敏史、用药史及受伤史。

(4) 基础护理：保持病室空气清新定时开窗通风，每日3次，每次至少30min，室温维持在18～22℃，减少陪护和探视，注意保暖，防止感冒，增加蛋白质等营养的摄入，改善营养状况，提高抵抗力，利于术后康复，每日练习俯卧2～3次并逐渐延长俯卧时间，俯卧时头侧向一边，注意呼吸，保持呼吸道通畅，以适应术后体位。

(5) 预防感染　使用有效的抗生素抗感染治疗5～7天。每天测体温4次，连测3天。术后72h内体温升高常为手术反应，如体温过高或术后4～6天体温仍升高，应及时报告医生，加强抗感染治疗。注意保持切口敷料清洁干燥，同时注意病室环境整洁，按时开窗通风、紫外线消毒病室。

(6) 切口　观察手术切口敷料有无渗液、渗血，保持切口清洁干燥，注意渗液的性质、量、颜色，渗湿后及时更换敷料。切口处用小沙袋加压包扎，减轻切口张力，促进切口愈合，避免脑脊液漏。术后第三天暴露切口，切口处给予护架烤灯，减轻水肿和渗出，用30W白炽灯距离切口处50cm烤灯，以不烫皮肤为宜，每6h一次，每次15～30min。拆线前及拆线后3天不宜抱起或坐起，同时避免增加切口张力的体位，如弓背、弯腰、腹胀，减少哭闹，保持大便通畅，减轻切口压力。

(7) 并发症的观察及护理

① 如果患儿出现脑积水，那么头围会出现增大情况，且前囟张力会出现增高迹象，如出现恶心、发热等情况，严重者还会出现抽搐和昏迷。这时就要对患儿实施脱水治疗，如采取甘露醇进行静脉滴注。

② 如果出现脑脊液漏，可能是手术过程中硬膜缝合不够严密，使得颅内压出现增高。这时就要密切观察患者切口位置是否出现渗出，观察敷料干洁度。如果发现切口位置有大量清洁液体渗出，或者敷料被浸湿，且在更换敷料之后并未出现好转迹象，那么可以初步判定患者出现脑脊液漏。如果出现该症状，则要采取头低脚高的卧姿，伤口位置要采取无菌棉垫加压包扎，以缓解脑脊液漏问题。

③ 如果患儿出现大小便失常，则要指导患儿家属加强对臀部的护理，勤换尿布，及时清洗患儿臀部，并晾干，可以使用护臀膏来减少红臀等问题。

二、饮食指导

患儿术前禁食6～12h，禁饮4～6h；术后能进食时，饮食宜营养丰富，如蔬菜、蛋类、豆制品、水果、鱼汤、瘦肉等，忌食生冷、辛辣、滋腻之品。多进食高蛋白、高维生素、高能量、易消化食物。

三、作息指导

嘱患者多卧床休息，规定患者每日起床及入睡时间，规定训练时间及活动量，三餐进食规律、营养均衡，形成正常的生理节律。保持室温22～24℃。为患者提供安静、舒适、温馨的休息环境，保证患者充足睡眠。

四、用药指导

患者用药时应注意观察患者用药后的不良反应，指导患者正确服药，不得擅自增减药量或停止用药。

五、康复训练指导

术后早期的伸缩肢体锻炼，可以有效预防粘连。术后第3天进行腰背肌锻炼，采用五点支撑法，每日3～4次，每次15～20遍；术后第5天进行直腿抬高练习，每日3～4次，每次15～20遍。每日逐渐增加活动量，以不疲劳为原则。术后患儿病情稳定后，责任护士指导家长由肢体远端向近端按摩患儿下肢肌肉，协助患儿做直腿抬高、屈膝运动、踝关节旋转背伸运动，改善下肢血液循环，预防下肢关节发生僵硬，每次锻炼15～30min，3次/天，注意动作轻柔，避免用力过猛及拉扯患儿。术后第15天，戴腰围离床适当活动。

六、心理指导

热情接待患儿及家属，向家属详细介绍该病相关知识、治疗方案、术后并发症及预防方法，耐心解答家属的疑问，并给予安慰和鼓励，解除其焦虑心理。

因部分患儿存在心理自卑情况，且会对手术治疗存在害怕、恐惧、紧张等心理和情绪。因此，在护理过程中要做好心理护理，可以与家属先进行沟通，向家属讲述手术治疗手段及该病症相关知识，进而缓解家属的担忧，也能增加家属对手术成功的信心，还能促使家属去安慰患儿，使患儿更易接受手术治疗，减少其恐惧心理，最终达到积极配合手术治疗的目的。鼓励家属与患者多交流，帮助患者缓解压力，护士运用良好的沟通技巧与患者沟通，获知患者焦虑、顾虑的原因，进行针对性的心理疏导，帮助患者树立战胜疾病的信心，保持情绪稳定。

七、出院指导

加强营养，出院1周内平卧，避免剧烈运动，坚持肢体功能锻炼，指导家长注意观察有无慢性脑积水表现（头颅渐渐增大，超过正常），观察下肢功能情况，如有异常随诊。

保持切口清洁、干燥，提醒家属注意观察患儿大小便情况，尤其注意肛门周围及会阴部皮肤的护理，做相应的饮食指导。一个月后复查，有情况随时就诊。

第五节 · 脊髓脊膜膨出

脊膜膨出是小儿常见的先天性中枢神经系统发育畸形，是由于胚胎时期椎弓发育障碍，椎管未能闭合所致，分为脊椎裂并脊膜膨出及脊椎裂并脊髓脊膜膨出。可发生于脊椎轴线上任何部位，临床上以腰骶部最常见。脊膜膨出绝大多数需手术治疗。精心细致的术前术后护理，是提高手术成功率、减少术后并发症的关键环节之一。

一、护理观察要点及护理措施

（1）密切观察血压、脉搏、呼吸、体温等生命体征。术后生命体征的观察。患者全麻清醒前均采用侧卧位，床边备好吸痰器，及时吸除口腔及呼吸道分泌物，保持呼吸道通畅。应用床边心电监护，监测体温、心率、呼吸、血压、SpO_2 的动态变化，同时注意患者颜面及口唇颜色，并给低流量吸氧，氧流量不超过3L/min。全麻清醒后取侧卧位或俯卧位，并给少量饮水。除出现恶心、呕吐外，均从进少量奶逐步过渡到进高蛋白、高维生素、高热量、易消化饮食，以增强机体抵抗力，促进创口早日愈合。

（2）观察意识、瞳孔大小、对光反射灵敏度等。

（3）详细询问患者既往史、过敏史、用药史及受伤史。

（4）预防脑脊液漏　脑脊液漏主要是由于硬膜修复时张力太大、缝合时针距太宽、硬膜缺损太多无法修复等引起，术后患者取头低足高位，防止脑脊液流失引起头痛，而脑脊液的渗出在术后48h达到高峰，因此待患者完全清醒后采取俯卧位，臀部抬高或床尾抬高20°～30°。切口处置小沙袋压迫24～48h。至7～9天拆线后再坐起或抱起。减少哭闹，保持大便通畅，以减轻切口张力，促进创口愈合，防止脑脊液漏及脑疝。

（5）预防切口感染　患者术后均留置导尿，严禁使用尿布，避免排尿时污染术处，发现敷料被大小便浸湿时，立即予以更换。术后密切观察体温变化及伤口局部有无红肿、压痛，术后3天换药时发现切口红肿及有分泌物，应用抗生素及无菌盐水纱布湿敷，并给予红外线灯照射，每日2次，每次20～30min，以促进局部血液循环，保持干燥，促进创口愈合。照射时谨防烫伤。

（6）高热的护理　脊髓脊膜膨出患儿术后1～2天开始易出现夜间高热现象，体温常迅速升至39℃。针对这种发热特点，夜班护士应勤量体温，及时处理。首先告知家属发热时患儿的衣服和被褥不要过多、过厚，否则易导致高热不退；其次，病房内保持空气流通，高热可使消化功能减弱，致使患者食欲减退，可给予易消化富有营养的饮食或通过静脉及时补充液体，避免高热脱水。同时应多给患者补充水分，以利体内毒素排泄，降低体温。另外，对体温在37.6～38.5℃的患者，采用多喝温开水和温水擦浴等方法进行降温。体温达38.5℃以上时，可在物理降温的基础上服用退热药，在退热过程中患者常会大汗淋漓，衣被被汗液湿透，应及时更换，避免受凉，否则可并发肺炎。

（7）注意颅内压增高及急性脑积水　由于手术切除了膨出的脊膜后，减少了蛛网膜下腔的容积，致颅内压增高，或手术中脑脊液丢失过多、术后脑脊液或补液量不足常导致颅内压降低。如患者术后出现烦躁、哭闹、恶心、呕吐，立即检查前囟，发现前囟张力增高，头围增大，提示颅内压增高及脑积水，立即报告医生，同时将患者侧卧或头侧位，抬高头位，防止呕吐误吸，及时采用脱水治疗，控制输液速度及入量。

（8）功能锻炼　术后观察下肢肌力、活动度情况及肛周皮肤感觉、有无便意，如患者术后发现感觉障碍及四肢活动度较术前减退，考虑为脊髓水肿或出血，立即向医生汇报。感觉麻木或消失的肢体禁用热水袋，以防烫伤。病情稳定后协助家属对患者给予肌肉按摩，用手掌从肢体远端向近端旋转，并做膝关节屈伸、踝关节旋转及背伸运动，肢体上举运动，2～3次/日。做好家属的心理疏导，有助于医患协同配合治疗。术前进行呼吸功能训练，术后做好呼吸道护理，可有效预防肺炎、肺不张的发生。术后患肢固定确切，适时进行有效的康复训练，以提高患肢功能恢复率。

二、饮食指导

有针对性地为患者设计食谱，其中优质蛋白占全日总蛋白的二分之一以上，多吃蔬菜水果，预防大便干燥。避免食过冷、过热、生硬食物，因其可刺激气管引起阵发性咳嗽。应避免饮用咖啡、茶和可乐等饮料。同时应得到家属支持配合。若患者营养条件差，术前加强补液及营养支持治疗，保持水电解质平衡，增强抗病能力，避免感冒。

三、作息指导

嘱患者多卧床休息。规定患者每日起床及入睡时间，规定训练时间及活动量，三餐进食规律、营养均衡，形成正常的生理节律。保持室温 22～24℃。

四、用药指导

患者用药时应注意观察患者用药后的不良反应，指导患者正确服药，不得擅自增减药量或停止用药。

五、康复训练指导

（1）腹式呼吸锻炼　由于气流受限，肺过度充气，膈肌下降，活动减弱，呼吸类型改变，通过呼吸肌锻炼，使浅快呼吸变为深慢、有效呼吸，利用腹肌帮助膈肌运动，调整呼吸频率，呼气时间延长，以提高潮气容积，减少无效腔，增加肺泡通气量，改变气体分布，降低呼吸功耗，缓解气促症状。方法：患者取立位，体弱者也可取坐位或仰卧位，上身肌群放松做深呼吸，一手放于腹部一手放于胸前，吸气时尽力挺腹，呼气时腹部内陷，也可用手加压腹部，尽量将气呼出，一般吸气 2s，呼气 4～6s。吸气与呼气时间比为 1∶2 或 1∶3。用鼻吸气，用口呼气，要求缓呼深吸，不可用力，每分钟呼吸速度保持在 7～8 次，开始每日锻炼 2 次，每次 10～15min，熟练后可增加次数和时间，使之成为自然的呼吸习惯。

（2）缩唇呼吸法　通过缩唇呼气，可延缓呼气气流压力的下降，提高气道内压，避免胸内压增加对气道的动态压迫，使等压点移向中央气道，防止小气道的过早闭合，使肺内残气更易于排出，有助于下一次吸气进入更多新鲜的空气，增强肺泡换气，改善缺氧。方法：用鼻吸气，缩唇做吹口哨样缓慢呼气，在不感到费力的情况下，自动调节呼吸频率、呼吸深度和缩唇程度，以能使距离口唇 30cm 处与唇等高点水平的蜡烛火焰随气流倾斜又不致熄灭为宜。每天 3 次，每次 30min。

（3）体力训练　指导以呼吸体操及医疗体育为主的有氧运动等方法，可增强患者的体质，改善心肺功能。呼吸体操包括腹式呼吸与扩胸、弯腰、下蹲和四肢活动在内的各种体操活动；有氧体力训练有步行、爬斜坡、上下楼梯及慢跑等。开始运动 5～10min/次、每天 4～5 次，适应后延长至 20～30min/次、每天 3～4 次。其运动量由慢至快，由小至大逐渐增加，以身体耐受情况为度。一般 1～2 周后可使心肺功能显著改善。

六、心理指导

熟悉病情，积极与患者沟通，减轻恐惧心理。做好相关规章制度及疾病知识和手术方式的宣教，使其了解疾病并正确对待手术结果，消除其对陌生环境的恐惧、紧张心理，有利于治疗与护理，使其以最佳心态主动积极地配合手术。耐心认真聆听患者主诉，嘱家属多关心、支持患者，嘱家属改善环境卫生，减少诱发因素，减少忧虑情绪，鼓励患者参与社交活动。

脊髓脊膜膨出的治疗和康复需要长期的坚持，很多家属对该病的治疗缺乏信心，同时康复也需要坚实的经济后盾，因此，医护人员应关心理解患者及家属，根据患者及家属的文化程度、情绪、经济状况进行健康宣教，针对不同个体进行有效沟通，掌握患者及家属的心理状态，给予帮助。并向其讲解此类疾病通过手术缓解症状后，通过长期的康复锻炼，预后非常好的案例，增强患者及家属的信心。

七、出院指导

（1）出院后活动指导：鼓励患者适当参加体育运动，为患者编排个体化的活动时间表，增加活动耐力和体质。

（2）出院一周内平卧位和侧卧位交替，避免剧烈活动，保持切口清洁干燥，避免大小便污染，保持会阴部清洁，保护肛周皮肤，防止臀红发生，对大小便失禁者可用金霉素软膏涂擦。合理饮食，进食含纤维素丰富的饮食及水果。注意保暖，防止感冒。

（3）1个月后复查，有异常随诊。

（4）病情相关指导：脊髓脊膜膨出手术治疗的根本目的在于避免病情继续进展，部分患者的下肢功能和感觉功能，甚至大小便功能有可能因此获得改善，但并不能从根本上治愈。因此，患者好转出院时，医护人员会全面评估患者的目前情况，针对具体情况耐心指导。对大小便功能障碍的患者告知其父母要特别注意肛门及会阴部的皮肤护理，下肢运动和感觉功能障碍要坚持康复锻炼，以及下肢畸形的患者要结合骨科给予矫治，并且要定期复查。脊髓脊膜膨出患儿的治疗是一项长期而艰巨的工程，更应注重患者出院后的康复指导及训练，为其建立个人随访管理卡，定期随访，针对患者病情变化提供个性化的康复训练方案。

第六节 • 脊髓栓系综合征

脊髓栓系综合征（tethered cord syndrome，TCS）是指由各种先天因素或后天因素导致脊髓或圆锥受拉，脊髓缺血、缺氧，受到损伤发生病理改变而出现的一系列神经功能损伤的症状和畸形的综合征。TCS的患病率约为0.25%，患者出现临床症状的时间有早有晚，临床就诊患者中，从儿童到中老年均有，年龄跨度较大。一般而言，病程越长，疗效越差。由于栓系部位对脊髓的牵拉与压迫，圆锥位置下降，致栓系平面的神经根广泛慢性缺血及脱髓鞘改变，神经功能障碍缓慢进展，最终发生不可逆的转变，患者多表现为感觉障碍、运动障碍及大小便功能障碍。TCS患者一旦出现症状，应尽可能早期明确病因，尽早行手术进行松解。脊髓栓系松解术阻止了患者神经功能障碍进一步加重，但不能使患者的神经功能立即恢复，围手术期的护理能帮助提高手术的效果，促进患者的康复，尤其是患者的大小便功能。

一、护理观察要点及护理措施

（1）观察意识、瞳孔大小、对光反射灵敏度等。

（2）详细询问患者既往史、过敏史、用药史及受伤史。

（3）生命体征观察　持续心电监护，密切观察体温、心率、呼吸、血压、血氧饱和度的变化。保持患儿口唇红润，血氧饱和度在95%以上。

（4）皮肤护理　保持皮肤清洁，每天清洗会阴部及骶尾部1次。术前1天为患儿备皮。备皮时要注意患儿手术区域内均有不同程度的隆起，加上患儿不配合、啼哭、身体扭动，因此，在进行操作时一方面需要家长配合抱紧患儿，进行安抚；另一方面护士操作时动作要轻柔，不能碰破隆起部位，对于隆起部位与正常皮肤之间的毛发可以用眼科小拆线剪进行操作，同样注意刀尖不可刺伤皮肤。

（5）术前检查护理　患儿有时不能主动配合操作，为了完成各项检查，检查前1天可以给患儿服用5%水合氯醛，待入睡后再行检查，这样能够获得准确的检测结果，从而保证手术的顺利进行。

（6）体位护理　因手术采用全麻，在患儿未清醒前给予去枕平卧，头偏向一侧。患儿清醒后可适当变换体位，翻动时必须2人同时协助患儿进行轴线翻身，动作要轻柔，不可拖拉，避免引流管脱出体外。术后24h可协助患儿俯卧位，俯卧时患儿头偏向一侧，注意保持呼吸道通畅，避免发生窒息。每天俯卧4～5h，伤口压沙袋，婴幼儿250g即可。麻醉清醒后，可采取俯卧位或侧卧位。俯卧位时，头偏向一侧，可在腹部垫一软枕，抬高臀部或抬高床尾15°～20°，以减轻伤口张力，促进伤口愈合，并预防脑脊液漏；采取侧卧位时，背部和臀部各垫一小枕，既可防止患儿平卧压迫伤口，又可防止脑脊液漏。协助患儿每2h轴线翻身1次，以预防压力性损伤。尤其对于手术部位在颈部的患儿，翻身时应使头颈、肩部和髋部同时翻动，切勿随意转动头部。

（7）伤口护理　严密观察伤口敷料是否干燥，伤口有无渗血渗液。如发现伤口敷料有无色液体或大量淡红色液体渗出时，应判断是否为脑脊液漏，并立即通知医生换药及加压包扎，使患儿保持头低足高俯卧位，遵医嘱使用抗生素以防止伤口感染，静脉滴注液体以补充丢失的体液。每天更换伤口敷料一次并观察伤口情况，污染时，应及时更换。因腰骶部伤口位置距肛门、会阴部较近，需加强大小便护理，及时用温水清洗患儿臀部，并用软毛巾或婴儿湿巾纸擦拭，保持肛周皮肤清洁干燥，减少切口感染的机会。

（8）管路护理

① 导尿管的护理：一般情况下术后要保留尿管1周左右，如果术前已出现小便失禁的症状，保留时间更长。每天进行膀胱冲洗1次，冲洗速度调至5～10滴/min，

或者每 1h 冲洗 1 次，每次 5min，这样就避免了婴幼儿尿管容易堵塞的现象。并用生理盐水或者温水擦洗尿道口及会阴，另外给患儿多饮水，避免发生尿路感染。及时倾倒尿液，定期更换集尿袋。为训练患儿膀胱功能，建立自主排尿，术后 2～3 天开始夹管，白天 1～1.5h 放尿，夜间 1～2h 放尿。拔除导尿管后观察患儿有无自主排尿，若发生尿潴留，可予听流水声、按摩下腹部或热毛巾湿敷膀胱区帮助排尿。

② 硬膜外引流管的护理：术后应保持硬膜外引流管通畅，妥善固定，密切观察脑脊液的颜色、性质及引流量。脑脊液的渗出在术后 48h 达高峰，每日根据引流量遵医嘱适当调整引流袋的高度。当引流量每天小于 10mL 时可考虑拔除引流管。拔除引流管后应加压包扎，密切观察伤口情况。

③ 脑脊液漏护理：术后在硬膜外放置引流管，注意保持引流管通畅，观察脑脊液的颜色、性质和量。一般术后将引流袋平放在床上或挂在床头高于身体 15cm 的位置，2～3 天拔管。一旦发现伤口敷料潮湿，应立即采取补救措施，同时将患儿置于头低足高位，以减少脑脊液的渗漏。

二、饮食指导

注意饮食合理，多食高蛋白、高热量、高维生素食物。

三、作息指导

嘱患者多卧床休息。规定患者每日起床及入睡时间，规定训练时间及活动量，三餐进食规律、营养均衡，形成正常的生理节律。保持室温 22～24℃。

四、用药指导

患者用药时应注意观察患者用药后的不良反应，指导患者正确服药，不得擅自增减药量或停止用药。

五、康复训练指导

体位训练：指导患儿练习俯卧位，每天 2～3 次，每次 1h（婴儿注意呼吸变化）。

向家长宣教术后肢体功能训练的意义，此训练有助于改善肌肉的血液循环，防止肌肉萎缩。同时术后早期肢体伸屈训练，可有效地预防粘连。指导并协助家长术后 24h 给患儿做直腿抬高训练，可松动脊髓神经后根，防止粘连，利于消除水肿。抬高角度以患儿能忍受为宜，每天 2 次，每次 10～20 下。同时为患儿进行肌肉按摩，用手掌由患儿肢体远端向近端进行旋转式按摩，每天 2 次，每次 20min 为宜。

六、心理指导

由于该病均是先天畸形所致，大多数患儿来自贫穷、经济落后的地方，家长对该病认识不够，多有焦虑和恐惧。护士在患儿入院后积极与家长进行沟通并交换意见，用通俗易懂的语言让家长明白该病的特征，术后可能恢复到何种水平，让家长做好心理准备。

七、出院指导

在出院之前要对家属进行相关知识培训，使他们了解神经外科手术可在一定程度上解决脊柱裂、脊膜膨出造成的持续损害因素，但并不一定能恢复已存在的神经系统发育不良的损害，所以对于尿失禁的问题应尽可能早期治疗，保留膀胱储尿功能和肾功能，提高生活质量。

(1) 指导患儿出院后一周内避免剧烈运动，保持伤口清洁干燥，伤口如有异常及时就诊。

(2) 对于带尿管出院的患儿，教会家长留置导尿的正确方法。

(3) 指导家长给患儿坚持肢体功能锻炼，注意避免过度劳累。

(4) 伴有脊柱或下肢畸形的患儿，建议到骨科、整形外科就诊。

(5) 遵医嘱用药，定时复诊。

第七节 • 颅颈交界处畸形

颅颈交界区（craniocervical junction，CCJ）畸形是指枕骨大孔至上颈椎区域骨性结构先天发育异常或某些后天因素（外伤除外）所致形态的改变，并由此产生延颈髓受压、损伤的一系列神经系统症状。

从发表的文献看，由先天因素所致的颅颈交界区畸形发病率较高的国家为发展中国家，如印度、中国等；而类风湿等因素所致者在欧美发达国家更为多见。

CCJ 异常可引起神经、血管损害以及脑脊液的动力学改变。在颅颈交界区畸形的诸多病理改变中，寰枢椎脱位是造成延髓-脊髓受压，进而引起神经系统症状的主要因素，也是需要外科进行减压和稳定性处理的关键。此类病变可分为牵引可复位、不可复位两种，对于可复位者，单纯行固定术即可解决问题，但不能复位者需要行前方减压，也要解决稳定性问题。

一、护理观察要点及护理措施

(1) 询问患者有无头晕、四肢活动的程度，有无感觉障碍，注意有无肌力下降、步态不稳，排尿障碍。根据情况告知患者不宜单独外出，家属陪护，防止摔倒。避免病情加重。

（2）术前护理

① 检查患者开口程度、牙齿排列，有无急性咽部炎症等，这些对经口手术可能有一定影响，但一般不阻碍手术。

② 指导患者练习床上使用大小便器及卧位进食，吸烟患者讲明吸烟的危害性，鼓励患者戒烟以减少对呼吸道的刺激，避免剧烈咳嗽、用力排便、打喷嚏，以免致使颅内压突然增高导致脑疝，教会患者如何进行深呼吸和有效咳嗽。

（3）术后护理

① 病情观察：严密监测生命体征、意识、瞳孔、四肢活动及肢体的感觉情况，体温升高患者可使用物理降温，感觉障碍患者禁用冰袋以防冻伤，可使用温水或酒精擦浴，注意肢体感觉功能恢复情况。

② 切口及引流情况：若有渗血渗液及时通知医师，更换敷料，必要时进行缝合，观察有无脑脊液漏，切口有无感染，创口有渗血，周围皮下出现瘀血警惕血肿的发生。观察引流管是否通畅，避免打折和受压，观察引流液的量、颜色和性质。口腔感染多发生于手术后 3～5 天，注意保持伤口敷料清洁、干燥。术后出血多发生在 24～48h，表现为呼吸抑制、意识障碍加深、生命体征紊乱。避免颅内压增高因素可减少出血危险，一旦出血应立即手术。

③ 呼吸道护理：保持呼吸道通畅，有气管插管或口咽通气道的患者及时排出痰液，注意观察呼吸频率、节律和深浅度、血氧饱和度，给予低流量氧气吸入，血氧饱和度维持在 95%以上呼吸抑制的患者，遵医嘱给予呼吸兴奋药，必要时使用呼吸机维持呼吸。保留气管插管 24～48h，保证气道顺畅，患者无憋气。

④ 留置尿管护理：留置导尿患者按留置导尿患者护理常规进行护理，定时夹闭尿管，待患者有尿意时再打开以训练膀胱反射功能，待排尿功能恢复后方能拔除尿管。

二、饮食指导

（1）术前　术前 1 周禁止进食坚硬粗糙的食物，忌食高温食物，防止损伤口腔和咽喉部。给予高热量、高蛋白、高维生素、低脂、易消化、少渣饮食，改善患者的体质，增强其抗病能力。

（2）术后　术后 7 天，口咽部切口愈合良好，经口腔进食低渣半流质饮食。鼻饲或静脉营养 5～7 天，然后从清流食、全流食逐步过渡到软食。

饮食的种类：①清流食，是一种限制较严格的流质饮食，包括水、米汤、稀藕粉、果汁等。②全流食，呈液体状态，包括稠米汤、牛奶、菜汁、豆浆、清鸡汤、清肉汤等。③半流质饮食，是一种半流质状态、纤维素含量少、容易咀嚼和消化、营养丰富的食物，包括粥、面条、蒸鸡蛋羹、豆腐脑等。④软食，是指质软、粗硬纤维含量少、容易咀嚼和消化的食物，包括软米饭、馒头、包子、面条和各种粥类。肉类应剁碎，菜应切细；蛋类可用炒、煮和蒸等方法；水果应去皮，香蕉、橘子、猕猴桃等均可食用。

三、作息指导

术后1～2天鼓励患者做深呼吸和有效咳嗽。平卧头部应垫软枕，枕头的高度以患者的一拳宽为宜，枕头过高可导致患者颈部前曲，枕头过低导致患者颈部向后过伸，侧卧位时枕头与患者肩宽同高，使颈部与躯干保持呈直线，并在侧卧位时在肩背部与腿部垫以支撑物，头、颈、脊柱的轴线应始终保持一致。护士在巡视病房的过程中应注意患者的体位是否正确。卧位时保持肢体功能位，防止关节畸形。若有吞咽功能障碍取侧卧位以免误吸。

保持颈部制动，予以佩戴合适的颈托，防止因头颈部扭曲导致脊椎脱位压迫脊髓，引起脊髓功能障碍，颈部的稳定性是术后恢复的关键，向患者与家属说明颈部制动的重要性。

四、用药指导

(1) 术前3天为患者做口腔消毒准备，采用呋喃西林溶液漱口、餐后予复方氯己定含漱液10mL漱口。

(2) 术后常规应用抗生素，在应用期间随时观察患者有无不适，有无过敏反应，讲解相关用药知识。痰液黏稠患者给予雾化吸入、超声波药物渗透化痰药，如氨溴索等。

五、康复训练指导

(1) 局部按摩　可用5%乙醇按摩颈肩部、上肢和下肢肌肉，有利于萎缩肌肉的恢复。上肢的按摩顺序为肩关节、上臂、肘关节、前臂、腕关节、手部；下肢的按摩顺序为髋关节、大腿、膝关节、小腿、足跟部。按摩完毕，用手捏拿，轻轻拍打、震动小腿肌肉。另外，可以配合针刺的循经通络法，促进局部血液循环，通利关节，缓解肌肉、韧带痉挛，增强局部组织的活动能力。

(2) 被动运动　当患者肌力在1级以下时，应做被动运动。被动运动一般从近端到远端，如肩关节被动运动，肩屈曲伸展、肩外展内收、肩内外旋；肘关节被动运动，肘屈曲、伸展，前臂旋后、前臂旋前；腕关节被动运动，腕屈曲、伸展；指关节被动运动，屈曲、伸展、拇指对掌对指运动。下肢被动运动同样从髋关节到脚趾各关节的各个方向运动。注意活动某一关节时要将其近端固定，以便活动顺利进行，而不产生替代作用；动作要缓慢、柔和、有力，并逐步增大活动范围，切忌暴力。一般2次/天，每个关节做20遍。因年轻患者肌肉、韧带弹性好，易恢复，在保护范围内，活动以力量型多次重复为好；老年人因骨质疏松，肌肉、韧带力量差，应少量多次，逐渐增强强度为主。

（3）主动运动　当肌力达到 1 级以上时，应鼓励患者做主动运动。一方面改善肢体功能，另一方面进行部分生活自理能力训练。从手的功能练起，指导患者用手做捏、握、抓的练习，如对指，捏皮球、面团，握棍，拣核桃、火柴杆、花生米，拧瓶盖等。当上肢有一定肌力时，即开始进行进食、洗漱的训练，还可做拉弹簧、举哑铃等动作。下肢可根据肌力情况做徒手抗阻力训练和加重物抗阻力训练，有条件的还可以做水中抗阻力主动训练。一般 4 次/天，30min/次。

六、心理指导

应做到热情接待患者，介绍病区环境、规章制度、主治医师及负责护士，消除陌生感，尽量满足患者的需求，有计划地与患者沟通交流，鼓励患者表达心中感受，有针对性地采取疏导措施，给予安慰支持。帮助患者结识其他病友，鼓励家人定期探视。向患者讲解疾病的有关知识、治疗方法及自我保健意识，讲解成功病例，增强战胜疾病的信心。指导患者放松，如缓慢的深呼吸、全身肌肉放松、听音乐等。

术前向患者及家属解释手术的必要性、手术的具体方法以及注意事项。注意沟通的方式、方法以取得患者的信任。鼓励患者表达自身的感受，给予心理疏导，教会患者放松的方法，根据患者具体情况进行针对性心理护理。介绍手术成功的病例，增强患者的信心，减轻患者的恐惧及忧虑情绪。

七、出院指导

（1）基本原则　根据患者的家庭生活情况，帮助患者制定有规律的生活作息表，家属要理解、关心、支持患者，使患者感受到家人的温暖和重视，鼓励患者保持乐观愉快的情绪，继续功能锻炼，合理搭配饮食结构。

（2）出院后饮食指导　指导患者多进食高蛋白、富含维生素、钙、锌的食物，因此类食物能提供神经细胞和骨骼肌细胞重建所必需的物质。饮食宜营养丰富、易消化、冷热适宜，忌肥甘厚味，以防便秘。少吃不易消化或刺激性食物，戒除烟、酒。肌肉萎缩早期采用高蛋白、富含维生素、磷脂和微量元素的食物，并积极配合药膳，如山药、薏苡仁、莲子心、陈皮、太子参、百合等。

（3）出院后用药指导　指导患者按照医嘱用药，定期复查，若有疑问或者不适及时就诊。

（4）出院后功能锻炼　加强肢体及关节的运动及部分生活自理能力的训练。

（5）病情相关指导　预防并发症、预防感染等，定期复查。

第八节 • 小脑扁桃体下疝畸形

小脑扁桃体下疝畸形，也叫 Arnold-Chiari 畸形，是 1891 年由 Chiari 提出的，部分小脑、第四脑室及脑干向下移位，经枕大孔疝入椎管的一组先天性畸形。按其严重程度分为：Ⅰ型，小脑扁桃体伸长，经枕骨大孔向下呈舌样伸入椎管，并使延髓呈屈曲状；Ⅱ型，第四脑室及其脉络膜与小脑扁桃体一起疝入枕骨大孔以下，延髓屈曲更明显，Ⅴ～Ⅻ对颅神经根受到不同程度的牵拉，并逆向上方走行。

一、护理观察要点及护理措施

（1）术前指导　对有糖尿病史的患者，应做饮食指导并控制血糖后再行手术。帮助患者进行咳痰训练，练习床上大小便。术前晚 12 点开始禁食、水，以免麻醉中误吸。

（2）严密观察生命体征及瞳孔变化　每小时巡视病房，观察意识、呼吸及瞳孔变化，观察呼吸节律和频率。及时清除呼吸道分泌物，鼓励患者咳嗽、咳痰，加强翻身、叩背，必要时超声雾化吸入，以利于痰液的咳出，防止肺部感染。如术后患者咳嗽反射差，呼吸的速率、节律、深浅度及声响发生改变，出现呼吸困难、口唇发绀，应立即报告医生，做好气管切开的准备。在床旁备好急救药品，争取抢救时间。

（3）伤口及引流管的观察　观察伤口敷料是否干燥，如有渗血渗液立即更换，预防伤口感染；引流管是否通畅，引流量是否过多。注意引流管连接部切勿脱落、松弛或污染，如引流管已脱落，切不可原样插回，应立即用止血钳夹住引流管，报告医生，在无菌操作下予以更换。引流袋不宜过高或过低，防止引流液逆流或过度引流，预防逆行感染。当发现引流管无引流液引出，要观察敷料渗血情况，如果伤口有渗血，周边皮下组织有瘀斑，要警惕深部血肿的发生。若有活动性出血，及时与医生联系，给予处理。

（4）疼痛护理　术后患者会出现不同程度的疼痛，疼痛较轻者，一般给予口服止痛药物即可，同时安慰关心患者，减轻其由于其心理因素导致的疼痛加剧，严重者可给予肌内注射或静脉输注止痛药物。

（5）术后并发症的护理　患者术后出现头痛、恶心、呕吐是麻醉恢复过程中常见的不良反应，轻微的恶心、呕吐不需做特殊处理，呕吐时，让患者头偏向一侧，以免误吸。如突然出现呼吸困难，是由于喉头水肿所致，及时通知医生，紧急时需要行气管切开术。

（6）睡眠护理　术后保证良好的睡眠对身体恢复十分重要，失眠者应告之医师给予相应处理，确保睡眠质量。

二、饮食指导

（1）术后6h后无恶心、呕吐，应给予清淡易消化食物，以免引起胃肠反应。

（2）第2天可进含高蛋白、高维生素、高热量食物，如牛奶、鱼类、肉类、水果等。保持营养丰富，增强机体抵抗力。

（3）选用高蛋白、高维生素及容易消化的食物，尽可能提高患者食欲，使患者饮食中的营养及能量能满足机体的需要。患者不宜食用对病情不利的食物和刺激性强的食品，如辣椒、烟酒、咖啡、浓茶等。

三、作息指导

术后去枕平卧，4～6h后改为侧卧位，枕头以一拳高为宜，翻身时应轴线式翻身，保持头、颈、肩部为一条直线，切忌扭动颈部，避免旋转、震动，以防脊髓损伤引起呼吸困难。随时清除呼吸道分泌物，保持气道通畅。尽量协助患者取正确及舒适的体位，预防压疮。正确佩戴颈托，松紧适宜，可在颈托下加垫棉垫，正确、按时翻身。注意保暖，避免受凉。

四、用药指导

应注意观察患者用药后的不良反应，指导患者正常服药，不得擅自增减药量或停止用药。

五、康复训练指导

（1）呼吸肌训练：腹式呼吸训练，选用放松、舒适的体位，如卧位、前倚靠坐位等，对体力较好的患者可采用前倾站位。动作：呼吸时腹部放松，经鼻缓慢深吸气，意念将气体吸往腹部，呼气时缩唇将气体缓慢吹出，同时收缩腹肌以增加腹压，促进横膈上抬，把气体尽量呼出。呼气与吸气的时间比例大致为1∶1，强调适当深呼吸，以减慢呼吸频率，提高通气效率。20～30次/组，共3组。抗阻呼吸训练：治疗师把手放于患者胸部或腹部，在吸气或呼气时施加相应的压力，用于增强患者的呼吸能力，有效预防术后肺部感染。

（2）由于患者大多存在不同程度的感觉障碍，容易发生外伤，如烫伤、冻伤、烧伤等，应告之患者加强自身保护意识，勿将感觉障碍的肢体接触过热或过冷的物品，防止烫伤或冻伤。使用热水时，水温不超过50℃，禁用热水袋，冬天注意保暖。使用锐器时，防止刺伤、割伤，养成每天检查感觉障碍肢体的习惯，注意皮肤有无创伤或切口。术后应避免长时间看电视、熬夜等消耗性活动。可以进行适宜的体育锻炼，选择适合自己的活动，如散步、打太极拳、做广播体操等。禁止剧烈的体育活动，避免提重物。

（3）康复训练

① 体位适应训练：术后24h即开始进行体位适应训练。方法为患者平卧于病床上，调整床头高度到30°，维持30min。患者无不适症状逐次调高15°，直至能直立90°为止。

② 术后第一天床上活动：教会患者轴向翻身，教会患者正确的从卧到坐转移方式、床边坐位平衡训练，以能维持10min坐位平衡为目标。鼓励其在床上完成进食和洗漱，以减轻对家属的依赖，提高生活自理能力。

③ 踝泵训练：20个/次，白天每2h做1组，预防血栓形成从而使转移活动受限。

④ 肌力训练：根据患者术前肌力评定结果，肌力＜3级进行辅助运动训练、肌力3级进行主动运动训练、肌力＞3级进行抗阻运动训练。

⑤ 术后第二天：指导患者完成从坐到站转移以及站位平衡训练，提高患者的转移能力以及移动活动能力，为步行训练做准备。

⑥ 术后第三天：指导患者进行室内步行训练，2次/天，20min/次，并鼓励患者进行洗手、洗澡及如厕等日常生活活动。如治疗过程中有病情变化，物理治疗内容顺延至第二天。进行康复指导，包括正确的颈托佩戴方法、轴向翻身方法、正确的肢体活动方法等常规康复宣教内容。

六、心理指导

保持友好亲切的态度与患者交流，为患者营造良好、干净整洁的病房环境，指导患者积极配合手术治疗，消除患者不良情绪和心理压力；讲解疾病相关知识与术后指导，减轻患者焦虑及对疾病预后的不确定，增加患者的信心。消除患者对手术的紧张、恐惧心理，如给患者讲解手术的方法，让其探望相同疾病的成功病例，让患者心中有数，树立信心，使其积极配合治疗和护理，并告知患者应用颈托的重要性。

七、出院指导

（1）出院后心理指导　帮助患者保持乐观情绪，树立战胜疾病的信心。告诉家属要理解和时刻关心患者，使患者感觉到来自家庭的温暖，积极配合康复治疗。

（2）出院后饮食指导　高蛋白、高维生素及容易消化的食物，尽可能提高患者食欲，注意营养搭配。

（3）出院后康复指导　指导有不同程度感觉运动障碍并出现肌肉萎缩的患者进行康复训练，包括肩、肘、腕、手部的肌肉按摩及关节被动活动。

（4）病情相关指导　按时复查，保持心情舒畅，适当增加功能锻炼。

第九节 • 脑脊液漏

脑脊液存在于脑室及蛛网膜下腔内，其外界屏障包括蛛网膜、硬脑膜和颅骨，其他尚有皮肤和气窦的黏膜。如果这一正常屏障遭到破坏，脑脊液腔与外界相通，有脑脊液漏出者称为脑脊液漏（cere-brospinal fluid leakage）。脑脊液漏的原因很多，可以是自发性的，也可以继发于创伤或手术，甚至源于慢性疾病，如脑积水等。其诊断比较复杂，往往要通过多种检查才能查出微小漏口，而且瘘管闭合困难。

目前将脑脊液漏分为四类：自发性（非创伤性）、创伤后、手术后及其他原因。每一种类型要考虑脑积水、颅内压增高及起病的急、慢性程度。

非创伤性脑脊液漏可分为正常压力性和高压性两类。颅脑穿通伤也可引起脑脊液漏，其发生率为7%～10%。

一、护理观察要点及护理措施

（1）麻醉恢复期护理：严密监测患者的生命体征和意识状态，血压持续升高而脉搏、呼吸渐慢者，提示颅内压升高，警惕颅内血肿、脑疝的发生，血压降低而心率、呼吸增快则提示患者循环血量不足，警惕休克。

（2）严密观察患者意识、瞳孔、生命体征、肢体活动等变化，并做好记录，保持高度的警惕。应该重视的是：因脑脊液漏推迟了颅内压增高症状的出现，但一旦出现，抢救更为困难。所以密切观察神志、瞳孔及生命体征的动态变化非常重要，并随时观察有无低颅压症状，如头痛、头昏、视物模糊、尿量过多等。如发生低颅压时，应取平卧位，减少脑脊液流失。

（3）肺部症状观察：鼓励翻身，指导自主咳嗽，但避免大力拍背，以免影响漏口愈合。

（4）引流管的护理：标注引流位置，每日计算引流量；严格无菌操作，防止逆行感染的发生；实时关注引流液的颜色和性状，出现浑浊或血性引流液警惕感染，清亮引流液增多警惕脑脊液漏复发。向患者和家属讲解引流管的重要性，避免脱出或打折，妥善固定。

（5）并发症

① 脑脊液漏复发：脑脊液漏复发是术后最常见的并发症，可通过以下方式观察有无脑脊液漏复发。观察术侧伤口敷料，有无经常潮湿，伤口有无无色透明液体外渗；引流液是否持续为无色透明液体；在腹压增加状态下引流液增多，引流速度加快。出现脑脊液漏复发的患者应绝对卧床，床头抬高30°～40°，至脑脊液漏好转；保持鼻腔清洁，禁止冲洗、填塞、滴药等操作，禁止挖鼻，防止逆行感染；禁止用力，避免打喷嚏、用力咳嗽，保持呼吸道通畅，防止便秘引起腹压增

高，影响漏口的愈合。

② 颅内压升高：患者出现躁动不安伴喷射性呕吐提示颅内压升高。导致颅内压升高的因素主要为颅内出血和脑水肿。颅内出血是术后最严重的并发症，常因术中损伤血管或止血不彻底所致，甚至可形成脑疝，故术后应加强对患者的巡视。术后24～48h严密监测患者的意识状态、瞳孔、生命体征、肢体活动及引流情况，若患者出现渐进性意识障碍或麻醉清醒后又转入昏迷、瞳孔散大或对光反射消失、一侧肢体活动障碍、血压升高而呼吸脉搏过缓，提示颅内出血；关注患者主诉，若术后头痛持续加重，警惕颅内血肿。护士在护理过程中，动作应轻柔，避免引起血压及颅内压波动；避免使用镇静药掩盖自主意识，延误病情观察；对于既往有高血压病史者，应及时给予降压药稳定血压。脑水肿可导致意识障碍，致术后各种并发症的发生，控制脑水肿极为重要。术后6h后，嘱患者取半坐位以利于静脉回流，从而降低颅内压；应用腹带，避免增加腹压的动作；按时足量使用糖皮质激素；充分给氧，提高血氧饱和度，改善脑的氧代谢以减轻脑水肿，氧浓度应保持在30%左右，氧浓度>50%给氧不宜超过24h，以免损伤肺组织；必要时予20%甘露醇脱水，使用甘露醇后2h避免大量饮水；关注患者液体出入量，限制晶体液输注。

③ 术后感染：应注意观察伤口敷料渗出情况，如出现渗血、渗液较多及时协助医师换药；参与气道管理，予以雾化吸入；避免因呛咳导致呼吸道感染；黏膜感觉障碍者应特别注意食物温度和硬度；进食后清洁口腔，可配合漱口水抑菌，避免食物残留；面瘫者因眼睑闭合不全，角膜长期暴露易导致结膜炎或角膜炎，给予滴眼液滴眼，睡前应用抗菌药物软膏封眼并加盖眼罩保护角膜；应用足量的可通过血脑屏障的抗菌药物，按时给药，严格进行无菌操作；评估患者营养状态，以肠内营养优先、肠外营养辅助的方式积极给予营养支持，满足机体代谢的需要，增强抵抗力；密切监测患者体温变化；术后限制陪护探视人员，忌频繁更换，避免交叉感染。

④ 眩晕：部分患者由于术中摘除耳囊、一侧前庭和半规管缺如，或由于手术刺激镫骨，术后可出现不同程度的眩晕。为减轻患者不适症状，预防跌倒，应指导患者采取舒适体位，避免头部快速转动；保持室内安静，暗化病室，避免室内温度过高；保持环境清洁，及时清除呕吐物；嘱患者少食多餐，避免过饱；进低钠、清淡饮食；双侧床档保护，专人陪护；必要时配合药物防治眩晕。迷路切除或前庭神经切断术引起的眩晕是短暂的，术后5～7天后可缓解。

⑤ 维持水电解质平衡：密切观察脊柱内镜术后患者的水电解质变化，并根据患者病情适当补充电解质、血容量。为患者制订合理膳食计划，适当增加盐量，并注意患者尿量的变化，并定期给予检查。

(6) 疼痛的护理：患者下腰部间断疼痛，夜间及翻身时加重，评分5～7分，性质为钝痛。根据疼痛的部位、原因和时间，采取药物治疗和非药物治疗措施。

二、饮食指导

需注意多进汤汁以补充体液，多食粗纤维、含丰富维生素的蔬菜水果，保持大小便通畅，少食易产气类食物。患者如有便秘，可给予20mL芝麻油口服，临床效果较显著，必要时予开塞露40mL塞肛或指掏协助排便。少量多餐，进食高蛋白、高纤维素的饮食，避免辛辣刺激性食物。鼓励多饮水，每天饮水2500mL。

三、作息指导

采取舒适体位，早期每4h为患者轴线翻身，在胸腰部垫一长180cm、宽80cm的浴巾，浴巾上缘与肩齐平，翻身时一人托住肩部和腰部，将患者推向对侧，另一人站于对侧牵拉浴巾，既节力又减轻患者痛苦，术后3天患者疼痛减轻，每2h翻身。

根据患者喜好指导其多听音乐，转移注意力。

一旦发生脑脊液漏复发，应立即抬高床尾20～30cm，取头低足高位。

四、用药指导

预防性的联合使用抗生素，降低感染率。感染者根据细菌培养选用合适的抗生素，首选血脑屏障通透性强的抗生素。如地佐辛10mg静滴，塞来昔布200mg口服，夜间疼痛加重时注射双氯芬酸钠利多卡因注射液2mL。评估并观察用药的不良反应。

五、康复训练指导

患者采取直腿抬高训练和锻炼股四头肌，以防肌肉萎缩、下肢静脉血栓。循序渐进地指导患者进行腰背肌锻炼，增加腰背肌力量。

六、心理指导

向患者及家属讲解疾病相关知识，术后注意要点，消除患者对疾病预后的不确定性。术后可能制动，易使患者产生焦虑，应及时观察给予安抚。在充分宣教的同时，营造良好的病室氛围，使患者在积极乐观的氛围中迎接手术；鼓励患者与他人沟通，必要时可遵医嘱使用药物进行情绪调节。护理人员对患者的心理状况要及时关注和了解，给予安慰和鼓励，树立治愈的信心。

七、出院指导

（1）注意休息，保证充足的睡眠，避免劳累，情绪激动。

（2）出院后饮食指导　合理安排饮食，多吃高蛋白、高维生素的高营养食物，饮食应做到营养均衡、品类齐全，以及时补充机体所需各种营养，促进机体的恢复。

（3）出院后用药指导　按照医嘱用药，若有不适及时就诊。

（4）出院后功能锻炼　康复期间可进行适当的锻炼，增加免疫力。避免弯腰动作、剧烈运动及重体力劳动。

（5）病情相关指导　预防感染及并发症，定时复查。

第六章 其他神经外科疾病

第一节 · 三叉神经痛

三叉神经痛是最常见的神经疾病，多发于48～59岁，发作时有短暂且呈电击样、撕裂样剧痛。治疗上首选药物治疗。

三叉神经痛原发疾病据尚未发现明确发病机制。继发性常由颅内邻近器质性病变引起，如邻近部位的肿瘤、外伤、疼痛等引起。

一、护理观察要点及护理措施

1. 疼痛评估

患者疼痛情况的评估可以应用VAS（视觉模拟评分法）进行分析，总共为10分，分值高说明疼痛严重，“0”为无疼痛；“10”表示难以忍受的最剧烈的疼痛。患者根据自己所感受的疼痛程度，在直线上对应的部位进行标注，护士根据疼痛的分值给予相应的干预处理。

2. 疼痛护理

（1）对于三叉神经痛患者来说，疼痛敏感区域以舌部、口角、鼻翼及颊部等为主，轻触即可引发疼痛。护理人员在患者入院后应进行相关的健康教育，例如用湿毛巾轻柔按摩脸部，在刷牙、洗脸、咀嚼、剃须时动作轻柔。帮助患者消除疼痛时的紧张情绪，使其放松和减少肌肉对疼痛的抵抗。创造舒适的环境，避免不利刺激，分散患者的注意力。护理时，动作应准确、轻柔，避免粗暴，尽量减少疼痛刺激。帮助患者提高对止痛药物的认识，讲解止痛的重要性及方法。采用逐渐放松法练习深呼吸，意念控制法、分散注意力法等增强抗痛反应。各项护理操作应尽可能在疼痛间歇阶段开展，与此同时，准确评估疼痛等级；密切关注患者睡眠状况，并实施相应的护理对策，促进其睡眠质量的提高。

（2）疼痛知识沟通：护理人员向患者讲解三叉神经痛疾病基础知识，如病因、临床表现、治疗方法及预后等，疼痛的识别；建立良好的护患关系，取得信任与配合。发作前后鼓励患者描述发作时的不适感和痛苦。

（3）无论是日常护理还是术前准备，均需要加强对口腔卫生的重视。

3. 术前护理

注意患者的面部保暖、头部保暖，防止患者面部遭受潮湿、冻伤，使用温水洁面。说话、漱口、吃饭以及刷牙等动作尽量要轻柔，避免扳机点，进而导致三叉神经痛，护理人员做好手术前的准备工作。

4. 术后护理

（1）密切观察患者生命体征、病情变化、神志状况、肢体活动变化、瞳孔以及伤口引流情况，特别注意是否发生颅内继发性出血。对面部感觉进行监测；观察患者的呼吸变化，是否发生脑干受压症状，当发现异常时及时告知医生。

（2）患者实施全麻未清醒前，给予平卧位，头与健侧同向，清醒后，予以半卧位或者抬高床头，以此来避免继发性出血以及脑水肿的发生。

（3）麻醉后观察是否存在头痛、恶心、呕吐等不适，密切观察并区分是否为术后颅内出血所致。一旦术后并发颅内出血，上述症状持续存在并加重，甚至再次出现意识状况恶化，报告医生急诊复查。

5. 并发症

（1）颅内血肿痉挛　颅内血肿多发于术后24h，主要表现为麻醉清醒后发生剧烈疼痛、瞳孔不等大、呕吐、血压升高等，而后表现为嗜睡、意识模糊、呼吸停止。基于此，术后应当密切观察患者的生命体征、意识变化、瞳孔变化等，持续监测患者的心电、血压等各项指标。由于手术所造成的继发性脑干损伤，也会导致意识障碍，进而威胁患者生命。

（2）低颅压　手术中排出脑脊液，手术后，颅内渗血必然会使得脑脊液分泌降低，进而使患者术后出现眩晕、呕吐等症状，因此，麻醉清醒之后应给予头低位。

（3）脑脊液漏以及颅内感染　鼻漏、切口漏是脑脊液漏的两种主要形式。脑脊液漏的发生，可导致患者产生低颅压，极易发生颅内感染。患者应当卧床休息，将床头抬高15°～30°，防止因打喷嚏、用力排便所导致的颅内压增高。

二、饮食指导

（1）护理期间　护理人员应为患者讲解治疗期间需要注意的事项，尽量食用容易咀嚼的食物（流食、软食）以此减轻疼痛，避免辛辣、刺激、粗糙的食物，应该吃软食，且小口吃、小口咽，以防诱发疼痛，疼痛严重者给予流食。

（2）术前　一日三餐要规律，食物的选择应当遵循易消化、容易嚼碎、质软等原则。如果患者因咀嚼而疼痛，嘱进食流食，不可食用过甜、过酸或者是刺激性的食物，多吃新鲜的瓜果蔬菜、豆制类食品，三餐以清淡为主，避免诱发因素。

（3）禁食、水 24h 后给流质饮食。

三、作息指导

（1）了解患者既往的睡眠情况以及情绪状态，针对其情况进行相应处理；纠正患者不良生活习惯并指导其规律作息；可以组织患者参与集体锻炼以增强机体的抵抗力，也可以帮助患者睡眠。

（2）良好的作息习惯有助于增强患者自身抵抗能力及免疫能力，保证患者充足睡眠。对于三叉神经痛患者来讲，严禁其过度疲劳，告知患者多休息，减少体力活动，保持良好的治疗心态。

四、用药指导

（1）口腔：术前、术后都应该保持口腔清洁，用漱口液及 0.9%氯化钠注射液等漱口，使患者口腔环境得以改善，避免并发症及感染现象的发生。

（2）原发性三叉神经痛患者在术前大多有口服卡马西平的用药史，告知患者术后要逐渐减量，在进行药物治疗时可能会遇到不良反应、药物耐受等一些问题，所以护理人员首先应该掌握药物的基本知识，熟练掌握给药途径、给药方法、给药剂量及时间。若疼痛控制情况良好应逐渐减少药量并注意观察用药后的不良反应，观察患者是否有恶心、步态不稳、皮疹以及嗜睡等情况，嘱患者服药后适当进行卧床休息；与患者及家属沟通，告知其疾病的发生、发展以及预后情况，使其了解疾病并且树立战胜疾病的信心，以便在患者遇到问题时能及时解决。特别要做好出院后的用药指导，留下联系方式，便于患者咨询。

五、康复训练指导

鼓励患者多做咀嚼运动，多做鼓腮吹气运动，多与他人交谈。

六、心理指导

（1）心理评估。采用 SDS 抑郁自评量表（采用四级评分法：1＝没有或很少时间，2＝少部分时间，3＝相当多时间，4＝绝大部分时间或全部时间），提问项目按反向评分。20 项总分相加即为总粗分，再乘以 1.25，取整数即得到标准总分，标准总分＞50 分视为有抑郁症状。在患者入院时进行量化评估，根据 SDS 得分和具体的细项进行针对性心理疏导。

(2) 疼痛属于正常的生理反应，可能受文化差异、年龄及性别等多因素的影响，使得患者产生抑郁、焦虑等多种不良情绪，而这种情绪影响术后康复及预后效果。所以，护理人员应根据患者心理情绪变化实施相应的护理对策。讲解如何通过有效护理和治疗减轻其疼痛，并告知患者疼痛产生时需要实施的对策等。从生理及心理两个方面鼓励并支持患者。应该鼓励患者坚持配合治疗，积极回应患者在治疗过程中的进步。在患者产生负面情绪时尽快进行心理疏导，陪伴和鼓励患者度过疾病艰难的时间，帮助患者重新建立战胜疾病的信心。对于三叉神经痛患者来讲，严禁其过度疲劳，告知患者多休息，减少体力活动，保持良好的治疗心态。

(3) 术前心理状况不佳的患者，帮助其进行调整，使其能够保持良好的身体状态和心理状态，接受手术治疗；告知患者手术治疗的优势，并向患者讲解手术治疗的目的、方法及预后情况，向其介绍成功治疗的案例，以增强患者的信心和安全感。还可通过让患者采用深呼吸、转移注意力等方式排解因疼痛而产生的不良情绪，对于情绪明显异常、疼痛实在难忍的患者，要及时告知医生并遵医嘱及时进行处理。

七、出院指导

(1) 出院后心理指导　保持心情舒畅，给予心理上的支持。

(2) 出院后饮食指导　康复期间一定要重视饮食的合理安排。应鼓励患者多吃高蛋白、高维生素的高营养食物，饮食也应做到营养均衡、品类齐全，以及时补充机体所需各种营养，促进机体的恢复。

(3) 出院后用药指导　遵医嘱用药，若有任何疑问及时就医。

(4) 出院后作息指导　保持良好的生活作息，适当增加自身免疫力，保证充足的睡眠，减少体力活动，保持良好的治疗心态。

(5) 病情相关指导　预防感染及并发症，定期复查。

第二节 • 舌咽神经痛

舌咽神经痛是一种在舌咽部及耳深部出现的反复发作的阵发性剧痛。其疼痛性质与三叉神经痛相似，但发生率仅相当于三叉神经痛的1%～2.8%。本病通常发生在40岁以后，男女发病率无明显差别。疼痛大多发生于左侧，双侧疼痛者仅占2%。发作情况与三叉神经痛相似，多无先兆，骤然发作，犹如刀割或针刺样，持续数秒或数十秒，突然停止。每日发作数次或数十次，发作期过后，常有自然间歇期，在此期间，一如常人。病初，间歇期可长达数月或数年，而后越发越频，严重者终日发作不止。疼痛部位多为单侧，双侧疼痛发作者较三叉神经痛更为少见，疼痛部位常位于中耳、扁桃体、咽和舌根，也可仅限于某一处，如仅感中耳或舌根疼痛。疼痛发作时常向邻近区域放射，如额区、乳突区、面部、舌侧等处。疼痛具有触发点的患者较三叉神经痛少见，也许因疼痛部位深在，不易为患者察觉。触发点的位置多位于舌根、扁桃体或咽部，故常在做张口、伸舌、谈笑、进食、打哈欠或咳嗽等动作时诱发疼痛，患者对这些动作均极端小心，唯恐触发疼痛。症状起因：①神经脱髓鞘变，是原发性舌咽神经痛最可能的原因，即神经纤维的髓鞘（包被神经纤维的一层膜）脱失，从而使舌咽神经传递信号的功能受到影响。②恶性肿瘤，如颅后窝肿瘤、上皮样瘤等可能会损伤颅内舌咽神经，导致舌咽神经痛。③颅内舌咽神经受损，如局部感染、血管性疾病、舌咽神经变性等均也会引起舌咽神经受损，导致舌咽神经痛。

一、护理观察要点及护理措施

对于在疼痛发作时有心动过缓、血压下降、晕厥等过度迷走神经反应的患者，住院后要告知其不要离开病房，以防晕厥发作发生意外。文献报告有10%的舌咽神经痛患者在疼痛发作期出现过上述症状，应引起重视。晕厥发作时，立即让患者去枕平卧、吸氧，测脉搏、血压、心率，症状轻者可缓解，若进一步加重出现心律失常、抽搐、心搏骤停，立即启动急救预案，建立静脉通路，配合医生抢救。患者全麻未清醒前给予去枕平卧、头偏向健侧卧位，清醒后抬高头部15°～30°，第2天可取健侧卧，头稍高或半卧位，禁止术侧卧位。指导患者限制颈部活动，避免头过度后仰、健侧侧弯和左右转动，增加手术伤口张力，影响愈合或引起出血。在患者起床时给予协助，做好颈部制动。出现脑脊液漏时，应抬高床头30°以上，避免脑脊液回流而引起颅内感染。要保持引流管通畅，避免受压、弯曲、打折、脱出。每日晨更换负压引流器，要严格操作规程。观察并记录引流液的量和性质，如引流量＞30mL/天，要告诉医生查找原因，警惕是否有出血和脑脊液漏发生。

舌咽神经痛术后护理应注意：①术后卧床休息至少5天，避免受凉、剧烈运动等，因为开颅手术以后，术后发生剧烈咳嗽、呛咳，会增加颅内压、颅内出血等风险；②高营养、易消化、流质饮食，减少摄入辛辣刺激性食物，因为咀嚼时可能会牵扯耳郭周围，引起疼痛；③卧床期间注意下肢运动和按摩，促进血液循环，防止静脉血栓形成，因为长期卧床会引起下肢血液回流速度减缓，发生下肢静脉血栓风险增加。

二、饮食指导

患者全麻清醒后6h，即可经口进食，但要注意先给予少量温凉流食，以避免全麻后部分患者进食后引起胃不适，甚至呕吐。由于舌咽神经切断后导致同侧咽反射消失及同侧痛温觉丧失，指导患者进食时尽量从健侧摄入，饮食温度不可过热，以免引起误咽、呛咳或造成口腔烫伤、误咽，呛咳严重患者，可采取鼻饲饮食。

日常应注意勤刷牙、漱口，保持口腔卫生，忌食辛辣肥腻，多吃蔬菜水果、粗纤维食物，保持大便通畅，补充维生素，适当补充水分，注意休息，适当活动锻炼，保持心情舒畅，慎用抗胆碱药物等，以上措施对本病有较大益处。一次进食的摄取量不要过多，以少量多餐为原则。注意勿摄取过多的高热量食品，否则易招致肥胖，并且不要吃太热或太冷的食物。

三、作息指导

疾病初期患者多卧床休息。恢复期每日规定起床及入睡的时间，规定每日训练时间及运动量、三餐进食时间，使其形成正常生理节律。良好的作息习惯有助于增强患者自身抵抗力及免疫力，保证患者充足睡眠。对于舌咽神经痛患者，严禁其过度疲劳，告知患者多休息，减少体力活动，保持良好的治疗心态。

四、用药指导

舌咽神经痛患者可以应用药物进行治疗，比较常用的药物就是卡马西平。卡马西平在初期的时候治疗效果是比较好的，但是有些患者服药时间比较长，对于药物会有一定的耐药性，可以换为奥卡西平。这两种药物，是目前认为治疗舌咽神经痛以及三叉神经痛比较好的药物，同时还要服一些 B 族维生素，能够起到辅助治疗作用。应注意观察患者用药后的不良反应，指导患者正常服药，不得擅自增减药量或停止用药。个别患者使用卡马西平会产生头晕、嗜睡以及疲劳等不良反应。患者处在用药期间，应当重视检查的工作，比如全血细胞、尿常规、肝功能等检查。

五、康复训练指导

当病情稳定下来，才能做舌咽神经损伤的康复训练。简单来说就是逐步刺激恢复吞咽功能。也可以用针灸刺激，从而改善舌咽神经或者舌下神经功能。这个过程比较漫长，一定要努力坚持。一般黄金康复期在 3 个月以内。

六、心理指导

原发性舌咽神经痛患者，药物治疗效果不好，长期饱受咽喉等部位疼痛的折磨，精神差，情绪低落，心理负担很重，甚至出现抑郁症。患者常因怕痛而减少饮食，出现面容憔悴、消瘦，对手术治疗缺乏信心。护理人员应表示理解和同情，并适时给予患者安慰和鼓励，耐心讲解舌咽神经切断术对于舌咽神经痛患者疗效满意，消除患者对手术的一些顾虑。对于出现抑郁症的患者请精神心理科医生协助治疗，要更耐心、细心地讲解和照料，以防发生意外。

七、出院指导

指导患者出院后不要过于劳累，要保持积极乐观的心态。患者可以根据自己的身体状况，选择适合的运动方式，增强身体抵抗力。此外，患者应合理膳食，尤其要注意多喝水、多吃蔬菜，避免便秘。同时要注意如厕时不要用力，避免因用力诱发疼痛。患者出院后应按时服药，定期复查。

舌咽神经痛像三叉神经痛一样，首先要注意避免感染、受寒受凉，避免过度劳累，因为过度劳累、身体抵抗力差或者受病毒或细菌感染会使前列腺素等炎性介质的释放量增加，会引起身体不适和疼痛情况。要积极锻炼，以改善微血管退变或者微血管硬化情况。避免辛辣、刺激、热气食物及会引起炎症反应食物。还要避免过敏性食物，减轻神经免疫炎症，减少机体免疫应激反应，从而能够避免舌咽神经痛发生。避免不良生活方式，如疲劳。

患者由于疼痛剧烈，发作频繁，往往不敢说话、漱口和进食，甚至出现厌世行为，故应耐心做好思想工作，消除患者紧张情绪，给予全流质或半流质饮食，鼓励患者争取在发作后的间歇期时间内多进食，以保证营养和增强体质。由于不敢说话、漱口和进食，口腔卫生甚差，应给予生理盐水或复方氯己定含漱液漱口，加强口腔清洁，预防感染和溃疡等并发症。发作时，为了减轻疼痛，患者常揉搓患侧面颊部，易导致该处皮肤的破溃和感染。因此要保持该处皮肤的清洁卫生，防止感染的发生。注意观察疼痛的发作频率、发作时间和间隔期的长短，以便更好地做好饮食、口腔和皮肤的护理。疼痛剧烈、发作频繁和入睡困难者，可酌情给予镇痛、安眠药或对症处理。舌咽神经痛手术后，应注意患者有无并发角膜炎和周围性面瘫。

第三节 • 顽固性眩晕

眩晕是主观症状，主要由前庭系统疾病所引起，也涉及脑和颅神经、心血管系统、视觉系统及内分泌系统，精神因素对眩晕的程度和性质也起重要影响。DeWeese 根据疾病的解剖部位将眩晕分为前庭系统性眩晕和非前庭系统性眩晕。Edwards 将眩晕分为颅外和颅内两大类：凡颞骨内损害内耳的疾病属颅外眩晕；损害前庭神经及前庭中枢的颅内疾病和全身疾病列为颅内眩晕。临床上常按照病变所在位置的不同划分为：①周围性眩晕，指内耳前庭感受器、前庭神经和前庭神经节，即脑干以外前庭周围部分病变所引起的眩晕；②中枢性眩晕，指脑干内前庭神经核以上的中枢传导通路受到损害所引起的眩晕；③其他全身疾病所致的眩晕，如眼源性、心脑血管病、机体代谢及中毒性疾病。

一、护理观察要点及护理措施

观察眩晕的发作形式、发作时间、发作过程、发作次数及发作时伴有的症状。术后密切观察神志、呼吸、脉搏、头晕和血压的变化。如发现血压持续升高、视物模糊、肢体麻木、恶心、呕吐，及时报告医生并配合处理。呕吐时立即让患者平卧，头偏向一侧，及时清理呕吐物，并记录呕吐物的量和呕吐次数，可针刺内关、合谷。告诉患者常用药的名称、作用、不良反应及注意事项，按医嘱服药，切不可漏服或自停自减。眩晕虚证者应适当增强营养。呕吐严重时暂禁食，呕吐停止后可进半流食和软食。呕吐时服中药可少量频服，或用姜汁滴舌，防治呕吐。保持大便通畅，防治便秘，必要时服缓泻药。在间歇期不宜单独外出，防止突然发作，出现意外。对于位置性眩晕患者，可加强前庭锻炼，注意精神调理，保持心情舒畅。发作期可给予镇静药及血管扩张药，目的是改善局部血液循环。脱水药是消除内耳积水的辅助用药。中医治疗，如针灸和中药。在急性发作期间，应绝对卧床休息，切勿单独勉强起床，以免发生跌倒意外。在发作期间，向患者说明本病并非是严重疾病，解除心理障碍。静卧休息时房间内光线要暗，避免强光刺激，可拉好窗帘避光。眩晕发作期，患者应自选体位卧床休息。卧室保持极度安静，光线尽量暗些，但空气要流动通畅。戒绝刺激性饮食及烟、酒，宜用少盐饮食。消除患者紧张情绪及顾虑，对药物中毒引眩晕者应立即停药，多饮水。

二、饮食指导

患者的饮食指导主要为：饮食宜清淡、富有营养，可食用鱼、瘦肉、蛋、蔬菜、水果等食物，而肥腻辛辣之品（如肥肉、烟、酒、辣椒、胡椒等）不宜多食。

三、作息指导

过度疲劳或睡眠不足为眩晕的诱发因素之一。不论眩晕发作时或发作后都应注意休息。在眩晕急性发作期应卧床休息，如椎基底动脉供血不足引起的眩晕，站立时症状会加重，卧床时症状可减轻。卧床休息还能防止因晕倒而造成的身体伤害。眩晕患者保证充足的睡眠甚为重要。在充足睡眠后，其症状可减轻或消失。患者病室宜安静舒适，避免噪声，空气新鲜，室内光线以柔和为宜。患者宜休息，调情志，勿烦劳。患者的床铺、座椅不要晃动。患者不要做立即旋转、低头、久蹲等动作，防止眩晕加重。眩晕发作时立即卧床休息，闭目养神。眩晕较重时可针刺百会、风池、曲池、合谷等穴。生活要有规律，保证睡眠质量，睡前可用热水泡脚或听轻音乐放松心情，如心悸、失眠可针刺神门、内关等穴。

四、用药指导

建议服用抗焦虑、抗抑郁药物，比如口服氟哌噻吨美利曲辛片、草酸艾司西酞普兰片调整患者的情绪，还可对症给予前庭功能的抑制剂，临床上常用甲磺酸倍他司汀，或者是短期的口服盐酸氟桂利嗪胶囊，改善头晕症状。应注意观察患者用药后的不良反应，指导患者正常服药，不得擅自增减药量或停止用药。

五、心理指导

入院宣教：帮助患者尽快适应医院的环境，稳定情绪，积极配合治疗。内容包括介绍病区环境、各种设施、主管医生、主管护士、科主任、护士长及各项规章制度。

住院教育：使患者了解眩晕的防治知识，建立正确的行为方式。向患者介绍疾病的名称、特点、病因、临床表现、目前病情、治疗和护理方案，取得患者及家属的配合。

眩晕不同证型有不同的心理反应，主要有恐惧、焦虑、紧张、对病区环境不熟悉、担心疾病的预后以及经济负担。护士应主动热情和患者交流，针对不同患者的心理特点，消除思想负担，让患者以积极的心态接受治疗和护理。主动与患者交谈，使患者心情舒畅。做好各项基础护理，使患者接受细致周到的护理服务，让其尽快熟悉住院环境。向家属做好解释工作，让其配合患者消除心理压力，树立战胜疾病的信心。护理工作应认真负责、态度和蔼，取得患者的信赖。

六、康复训练指导

（1）转头时注视　端正坐在椅子上，手拿一张纸牌（或竖一根手指）放正前方 25cm 处；左右转头 45°，转头时注视纸牌或手指；逐渐加速。重复 15～20 遍，每天 2～3 次。

（2）水平转头　端正坐在椅子上，身体不动；快速转头，短暂注视左右物体，然后注视中间物体 5s。先快后慢，重复 15～20 遍，每天 2～3 次。

（3）头垂直运动　端正坐在椅子上，身体不动，低头、仰头。先快后慢，重复 15～20 遍，每天 2～3 次。

（4）斜向垂直运动　端正坐在椅子上，身体不动；先左转 45°，低头、仰头，然后右转转 45°，低头、仰头。左右各重复 15～20 遍，每天 2～3 次。

（5）头画圆　端正坐在椅子上，身体不动；睁眼头画圈，头随眼动，一圈一个周期；闭眼重复。顺时针 15～20 周；逆时针 15～20 周，每天 2～3 次。

七、出院指导

（1）调畅情绪：患者应正确对待自己的疾病。忧愁、紧张心理更易加重自主神经功能失调，从而加重病情。平日里患者应保持乐观的情绪、舒坦的心情，并适当多参加文娱活动，多与亲戚朋友及同事交往，以消除自己的紧张心理。患者的卧室以整洁安静、光线稍暗为好。

（2）注意安全，防止意外。本病是一种发作性疾病，可以在无明显诱因及先兆的情况下突然发生，因此患者平时生活工作宜注意安全，不要登高，不要在拥挤的马路上及江河塘水边骑车。患者最好不要从事容易出危险的工作。

（3）注意饮食调养：患者的饮食宜清淡、富有营养，可常食用鱼、肉、蛋、蔬菜、水果等食物，而肥腻辛辣之品（如肥肉、烟、酒、辣椒、胡椒等）容易助热、耗气，不宜多食。由于本病的特殊性，还要求患者进低盐饮食，并注意少饮水。注意不要吃得太饱太过，八成饱就可以了。

（4）加强锻炼，增强体质：患者宜注意加强锻炼，并根据身体情况制定合适的锻炼方案，持之以恒，循序渐进，从而达到增强体质、提高抗病能力的目的。一般来说，患者的锻炼方式可选择跑步、散步、打球、舞剑、太极拳、气功等。

（5）患者平时应注意劳逸结合、避免劳累，要保持充足睡眠，避免情绪波动、着急、恼怒、紧张、恐惧、焦虑等。

（6）眩晕发作时要绝对卧床休息，头部不要左右摆动。

（7）护理者在照顾患者时的注意事项：护理者要照顾好患者在发病时的任何起床活动，诸如大小便、漱口等，要防止跌倒受伤。患者尽量不做转体活动，以免诱发眩晕。如眩晕症状持久不退，头痛加剧，应及时去医院治疗。

第四节 • 癫痫外科

癫痫是指以大脑神经元细胞过度异常同步放电，而导致患者重复性、发作性、刻板性、一过性的神经系统功能丧失为特征的一种临床综合征。任何地区和种族都有一定的发病率，根据病因可分为特发性癫痫和症状性癫痫，后者称之为继发性癫痫。根据发作类型又分为单纯部分性运动发作、复杂部分性运动发作和全面性强直大发作。发作时具有自发、反复发作和阵发的特点，致残率和致死率较高。如果未能及时采取治疗措施，则有可能因高热、循环衰竭或神经兴奋毒性损伤导致永久性的脑损害。在临床治疗中发现，加强患者及家属对癫痫病症的了解、开展及时有效的治疗、对患者进行心理干预和饮食服药指导，是降低癫痫患者病症发作，提高癫痫患者生命质量的关键。脑电图检查已成为癫痫诊断和分型必不可少的检查方法。

一、护理观察要点及护理措施

癫痫发作时立即在患者上下臼齿之间放置牙垫、开口器或裹缠纱布的压舌板以防止唇舌咬伤，应设专人护理，患者床旁应有床档、安全腰带等安全保护装置，防止坠床、撞伤、跌伤、刺伤，抽搐时切忌强行按压患者肢体以免发生肌肉拉伤、骨折、脱臼。癫痫发作时患者常会牙关紧闭、口吐白沫，此时应将患者去枕平卧，头偏向一侧，同时解开衣领，松开裤带，使呼吸不受任何束缚，并立即清除口腔、鼻腔内分泌物、呕吐物，以免误吸导致窒息，并加大氧流量至 4～6L/min，舌根后坠者可用拉舌钳将舌拉出，并用口咽通气管通气，抽搐时切忌往患者嘴内喂药、灌水，必要时行气管插管或气管切开。如出现自主呼吸停止应立即给予气管插管接呼吸机辅助呼吸。

二、饮食指导

饮食切忌过饥或过饱，勿暴饮暴食。过度饥饿使血糖水平降低，而低血糖往往易诱发癫痫发作，而过饱后血糖水平会快速升高，体内胰岛素分泌增加，加速葡萄糖代谢，也会诱发癫痫发作。在癫痫患者的护理过程中，当患者腹泻、呕吐，大量失液后，应及时补充水分和电解质以维持水及电解质平衡，避免诱发癫痫。癫痫患者应注意合理膳食，补充足够营养。某些药物会对消化系统带来影响，导致患者体内某些营养物质的缺乏或代谢障碍，如维生素 B_6、维生素 K 和钙、镁等元素的缺乏。在合理饮食外，注意补充上述物质，并多食蔬菜水果。鱼、虾、蛋、奶中含有丰富的维生素 D，并能促进钙质吸收，绿色蔬菜含有丰富的叶酸、维生素 K。患者不能偏食、挑食，必须全面均衡营养，合理饮食。过饱、过饥，饮浓茶、酒或含咖啡因食物可诱发癫痫发作。因此，应指导患者每日三餐定时定量，避免时而过饥、时而过饱，患者对自己喜爱的食品也应注意加以控制。饮酒会增加苯妥英钠清除率，使其血药浓度降低。禁止饮用浓茶、咖啡、可乐等含咖啡因的食物，同时家属在患者日常生活中应正视引导与监督。多吃一些含有维生素、高蛋白及含磷脂丰富的食物，多饮温开水，保持呼吸道黏膜湿润，还要戒烟酒，避免过饱。

三、作息指导

嘈杂、刺耳的声音，强烈的光线刺激以及温度突然变化（冷热）的刺激易引起癫痫发作，所以要嘱患者减少去人群拥挤、声音嘈杂的地方。日常生活中电视机、收音机等音量适宜，生活环境保持安静，室内光线适当，避免在强烈光线下工作、娱乐。

四、用药指导

抗癫痫药物有地西泮、苯巴比妥钠等，遵医嘱给予及时准确用药。抽搐时首选地西泮。

（1）地西泮　10mg，于5～10min内静脉注射，由于其分布快，血药浓度很快下降，故作用持续时间较短，可以每隔15～20min重复应用，总量不超过100～200mg。地西泮注射偶可产生呼吸抑制，呼吸道分泌物大量增加或血压降低，应注意观察并及时采取相应措施。

因地西泮对呼吸及心率均有抑制作用，故应严密观察呼吸、心率、血压情况，如有出现血压下降、呼吸表浅、心率下降应立即停止使用，并积极配合医生做好抢救工作。

（2）苯妥英钠　文献报道，因地西泮作用时间较短，故在静注地西泮后应给予作用较持久的药物，一般用苯妥英钠150～250mg静脉注射，每分钟注射不超过50mg，需要时30min后可再次静注100～150mg，一日总量不超过500mg。有心律不齐、低血压和肺功能损害者应谨慎。苯妥英钠对局部刺激明显。

（3）氯硝西泮　1～4mg，30s左右缓慢静脉注射，如持续状态未控制，每隔20min可重复原剂量1～2次，成人一日总量不超过20mg。但此药对心脏、呼吸的抑制作用均较地西泮为强。

（4）丙戊酸钠　5～15mg/kg，缓慢静脉注射，超过5min推完。可静脉维持0.5～1.0mg/(kg·h)。

（5）异戊巴比妥　300～500mg，溶于注射用水10mL内缓慢静注，根据患者的呼吸、心率、血压及发作情况控制注射速度，如出现呼吸抑制现象时应立即停止用药。

（6）咪达唑仑　先给予0.1mg/kg静脉注射后给予0.1mg/(kg·h)静脉持续滴注，如癫痫再发作，加用咪达唑仑0.1mg/kg静脉注射并以0.05mg/(kg·h)幅度加量，直到癫痫控制。如果给药剂量达0.6mg/(kg·h)时，癫痫未控制考虑无效，不再加大用药剂量。如持续24h无癫痫发作，应逐渐减量，每12h以0.05～0.1mg/(kg·h)减量直至停用。静脉注射后，有15%患者可发生呼吸抑制。特别当与阿片类镇痛药合用时，可发生呼吸抑制，甚至停止，部分患者可因缺氧性脑病而死亡。

经药物治疗，控制发作2～3年，可以逐渐减药直到停药。停药应首先从复合治疗转为单一药物治疗，单一治疗由大剂量改为小剂量，切忌服药后控制发作半年就自行停药，或间断、不规则服药等。定期抽血做肝、肾功能检查。

五、康复训练指导

康复治疗的过程中要注意治疗的时间、强度、方式等，避免诱发癫痫发作，而且要在有资质的康复医生指导下才能治疗。

六、心理指导

癫痫患者常情绪低落、思想包袱重，对疾病的治疗缺乏信心，应对患者不同的心理特点进行心理疏导，使其正确认识自身疾病，消除顾虑，树立战胜疾病的信心。嘱患者注意饮食卫生，禁烟酒及辛辣等刺激性食物，嘱患者不要单独到危险地带，不要从事高空工作以免病情发作时发生意外。患者心理状态取决于精神稳定度、支持系统的支持度、疾病造成的痛苦程度。紧张、烦躁、忧郁、兴奋等不稳定情绪往往诱发疾病的发作。因此，护士应重视发挥家属在支持患者最佳心境中的作用，争取他们的支持，使其有一个关心、体贴的家庭护理环境。然后应帮助患者正确认识疾病，根据患者的文化层次，采取通俗易懂的语言介绍疾病的发展过程，消除患者因对疾病知识有限引起的焦虑、紧张等心理，也可让同种患者现身说法，以增强其信心，使患者的心理处于积极、合作的状态，从而缩短其在心理上和现实中与健康人之间的距离。

七、出院指导

患者所居住的房屋温湿度要适宜，经常通风保持空气清新，避免光、声的不良刺激。注意保暖，适当添加衣物。养成良好的饮食习惯，合理膳食，多食营养丰富的食物，增加抵抗力，慎食辛辣等刺激性食物。注意休息，劳逸结合，避免激烈的运动，例如攀登、游泳等。不宜参加重体力劳动。遵医嘱规律定期复查。外出时家属陪伴，患者身上随时携带身份证，或携带写有患者姓名、地址、联系电话的卡片。出院时，患者及家属须知道控制癫痫病发作需长时间服药的道理。养成良好的生活习惯和饮食习惯，避免过饥、过饱、便秘、睡眠不足和情感冲动，勿受凉、淋雨及用过冷或过热的水洗澡。有先兆发作的患者应及时告知家属或周围人，有条件及时间可将患者扶至床上，来不及者可顺势使其躺倒，防止意识突然丧失而跌伤，迅速移开周围硬物、锐器，减少发作时对身体的伤害。迅速松开患者衣领，使其头转向一侧，以利于分泌物及呕吐物从口腔排出，防止流入气管引起呛咳窒息。不要向患者口中塞任何东西，不要灌药，防止窒息。不要掐患者的人中，这样对患者毫无益处。不要在抽搐期间强制性按压患者四肢，过分用力可造成骨折和肌肉拉伤，增加患者的痛苦。癫痫发作一般在数分钟之内可以自行缓解，如果连续发作或频繁发作时应迅速把患者送往医院。

第五节 • 痉挛性斜颈

痉挛性斜颈是一种以颈肌扭转或阵挛性倾斜为特征的锥体外系器质性疾患。

痉挛性斜颈常发生于30～50岁的成人。临床表现为起病缓慢，头部不随意的向一侧旋转，颈部则向另一侧屈曲。可因情绪激动而加重，睡眠中完全消失。本病至今病因不明。颈部的浅深肌肉均可受累，而且每一位患者受累的肌肉以及受累的程度各不一样，以胸锁乳突肌、斜方肌及头颈夹肌的收缩最容易表现出来。

根据颈部肌肉受累的范围及受累程度的主次不同，临床表现可分为4种：①旋转型；②后仰型；③前屈型；④侧挛型。

一、护理观察要点及护理措施

术后严密观察患者意识、瞳孔、肢体活动及生命体征的变化，尤其是呼吸情况。保持呼吸道通畅，术后常规24h内鼻导管给氧，氧流量2～4L/min，鼓励患者深呼吸，及时排出呼吸道分泌物。密切观察呼吸动度、频率，监测血氧饱和度。一旦发现异常，立即查明原因，对症治疗。

引流管护理：保持引流管通畅，防止引流管曲折、堵塞、受压。密切观察并详细记录引流液量、颜色、性质，如出现引流不畅应检查引流管有无折叠受压等，必要时报告医生及时处理。引流管拔除后密切观察伤口有无渗出，如有应立即通知医生缝合。

观察疼痛性质、部位并与手术前对比，每30min观察并记录1次，以后按病情变化逐渐延长观察记录的时间。红外线照射伤口1h/天。疼痛剧烈者，在排除颅内出血的情况下，可给予口服罗通定，肌内注射曲马多、布桂嗪以缓解疼痛，同时安慰患者。

二、饮食指导

饮食量减少，加之手术创伤使机体对能量、蛋白质的需求明显增加，增加营养是不可忽视的问题，否则影响组织的修复。应鼓励患者多进食，术后第1天可给予高蛋白、高热量、高维生素的软食，以增加营养，增强抵抗力，避免进食辛辣等刺激性食物及暴饮暴食。多吃蔬菜和水果，以促进肠蠕动，保持大便通畅。做好口腔护理，指导患者进食后漱口，保持口腔清洁，防止口腔感染。

三、作息指导

疾病初期患者多卧床休息。恢复期每日规定起床及入睡的时间，规定每日训练时间及运动量、三餐进食时间，使其形成正常生理节律。

四、用药指导

常规药物治疗有一定的效果，但难以根治。常用的药物有多巴丝肼、巴氯芬、苯二氮䓬类、氟哌啶醇等。肉毒素注射治疗有效，但是药效持续时间为3～4个月，患者需要反复注射才能获得长期的缓减。用药应注意观察患者用药后的不良反应，指导患者正常服药，不得擅自增减药量或停止用药。

五、康复训练指导

分主动和被动功能锻炼，无论哪种锻炼都必须在患者情绪稳定、睡眠状态良好、全身肌肉比较放松的情况下进行。一般可选择午睡后和自我感觉肌肉比较放松的时间进行。锻炼目的是使对侧肌肉得到伸缩锻炼，以增加其拮抗功能和协调能力。①主动功能锻炼是指患者依靠自身头颈部肌肉的力量尽量将头置于正中位，保持时间越长越好，3 次/天，以不感到疲劳为原则，此种锻炼方式较适用于头颈部侧屈角度小于 15°且可自行纠正的患者。②被动功能锻炼是指需由 1 人协助选行，是专门针对头颈部侧屈角度大于 15°且不能自行纠正的患者而制定的。首先选择一把带靠背的椅子，嘱患者背部挺直靠在椅背上，双腿略外展，双手轻放于大腿上，面向墙壁坐稳，然后操作者站于患者背部，双手轻轻置于患者双侧颞部，将其头部尽可能地向健倒移动，保持数分钟，直至患者不能耐受为止，3 次/天，随着锻炼程度的不断深入，头部向健侧移动的角度也逐步增大，直至头部基本置于正中位。

六、心理指导

病情反复发作，病程长，影响美观，同时影响患者的工作和生活，又因长期治疗无效以为自己得了怪病，加之家属长期护理，对患者态度可能较差，患者易产生焦虑和厌世情绪，并由焦虑、恐惧转为悲观，对疾病的转归及愈后丧失信心。护士应针对现状，探索患者所关心的问题，制定护理对策，做好心理指导，耐心、细致、热情地给患者讲解该病并非不治之症。消除其不良情堵，帮助患者树立战胜疾病的信心。患者心理承受能力差，对手术的期望值较高，同时又担心术后的效果，害怕手术失败，心理状态非常复杂。医护人员应及时了解患者的心理，将本病的治疗前景告诉给患者和家属，主动介绍手术的方法和效果、术后可能出现的不良反应及同种手术的成功范例和相关资料，鼓励他们互相交流，使其消除对手术的恐惧感与不信任感，使之以积极的心态配合手术和护理。手术前 1 天手术室护士应到病房进行术前访视，全面了解患者的病情，做好解释安慰工作，使患者身心保持平衡，以保证手术的顺利进行。护理人员应尽可能为患者及陪同者提供生活上的方便，减轻患者的后顾之忧。同时应争取家属的积极配合，让患者感受到家的温暖，从而振作精神，配合治疗及护理。有研究表明，患者的心理护理及情感支持直接影响治疗效果。

七、出院指导

加强营养，多食富含纤维素、高蛋白、高维生素饮食，提高身体素质，促进恢复，预防感冒，保持大便通畅。出院后定期门诊随访，出现病情变化时及时就医，而不要自行滥用药物或乱投医，以免造成不良后果。在睡觉的时候，可以在患者头部两侧用沙包或者是软枕固定，还可以对痉挛的肌肉做一些放松治疗。患者可以根据情况做低头、抬头、用耳朵贴肩膀的训练等，还可以用眼睛向左向右主动地去看周围的物体，也可以做一些抗阻活动训练。

第七章 神经外科常用药

第一节 · 脱水药

一、甘露醇

【药物名称】

中文通用名称：甘露醇

英文通用名称：Mannitol Injection

其他名称：甘露糖醇、己六醇、木蜜醇

【性状】

本品为无色的澄明液体。

【适应证】

(1) 用于治疗各种原因（如脑瘤、脑外伤、脑缺血、脑缺氧等）引起的脑水肿，可降低颅内压，防止脑疝。

(2) 用于降低眼内压，应用于其他降眼内压药无效时或眼内手术前准备。

(3) 用于渗透性利尿，预防多种原因（如大面积烧伤、严重创伤、广泛外科手术时因肾小球滤过率降低及血容量减少而出现少尿、无尿）引起的急性肾小管坏死，以及鉴别肾前性因素或急性肾衰竭引起的少尿。

(4) 作为辅助利尿措施治疗肾病综合征、肝硬化腹水以及伴有低钠血症的顽固性水肿，尤其是伴有低蛋白血症时。

(5) 用于某些药物过量或毒物中毒（如巴比妥类药物、锂剂、水杨酸盐和溴化物等），本药可促进上述物质的排泄，并防止肾毒性。

(6) 作为冲洗剂，用于经尿道内前列腺切除术。

(7) 用于术前肠道准备。

【用法与用量】

1. 成人常用量

（1）利尿　1～2g/kg 体重，一般用 20%溶液 250mL 静脉滴注，并调整剂量使尿量维持在 30～50mL/h。

（2）治疗脑水肿、颅内高压和青光眼　按 0.25～2g/kg 体重配制为 15%～25%溶液，并于 30～60min 内静脉滴注，衰弱患者剂量应减至 0.5g/kg 体重，注意监测肾功能。

（3）鉴别肾前性少尿和肾性少尿　0.2g/kg 体重，以 20%溶液于 3～5min 内静脉滴注，如用药 2～3h 后每小时尿量仍低于 30～50mL，最多再试用 1 次，如仍无反应则应停药。

（4）预防急性肾小管坏死　先给药 12.5～25g，10min 内静脉滴注，若无特殊情况，再给 50g 于 1h 内滴完，若尿量能维持在 50mL/h 以上，则可继续应用 5%溶液静脉滴注，若无效则立即停药。

（5）治疗药物、毒物中毒　50g 以 20%注射液静脉滴注，调整剂量使尿量维持在 100～500mL/h。

（6）肠道准备　术前 4～8h，10%溶液 1000mL 于 30min 内口服完毕。

2. 儿童常用量

（1）利尿　按 0.25～2g/kg 体重或 60g/m^2 体表面积，以 15%～20%溶液 2～6h 内静脉滴注。

（2）治疗脑水肿、颅内高压和青光眼　按 1～2g/kg 体重或 30～60g/m^2 体表面积，以 15%～20%溶液于 30～60min 内静脉滴注。衰弱患者剂量减至 0.5g/kg。

（3）鉴别肾前性少尿和肾性少尿　按 0.2g/kg 体重或 6g/m^2 体表面积，以 15%～25%溶液静脉滴注 3～5min，如用药后 2～3h 尿量无明显增多，可再用 1 次，如仍无反应则停药。

（4）治疗药物、毒物中毒　按 0.2g/kg 体重或 60g/m^2 体表面积，以 5%～10%溶液静脉滴注。

【不良反应】

（1）心血管系统：静脉滴注速度过快，可致心动过速、心力衰竭（尤其有心功能损害时）。

（2）中枢神经系统：静脉滴注速度过快，可致头痛、眩晕。

（3）泌尿生殖系统：可见排尿困难，少见高渗性非酮症糖尿病昏迷。静脉滴注速度过快，可见尿潴留、脱水等。大剂量长时间给药，可引起肾小管损害及血尿。此外，老年人（因肾血流量减少）及低钠、脱水患者常见渗透性肾病，表现为尿量减少，甚至出现急性肾衰竭，其作用机制可能与大剂量快速静脉滴注引起肾小管液渗透压上升过高，导致肾小管上皮细胞损伤有关。

（4）消化系统：可见口干（高渗状态引起）。静脉滴注速度过快，可致恶心、呕吐。

（5）水和电解质紊乱最常见。

① 快速大量静脉注射本药可引起积聚，血容量迅速大量增多，导致心力衰竭、稀释性低钠血症，偶可致高钾血症。

② 不适当的过度利尿导致血容量减少，加重少尿。

③ 大量细胞内液转移至细胞外可致组织脱水，并可引起中枢神经系统症状。

（6）静脉滴注速度过快，可致视物模糊。

（7）可见过敏反应，表现为皮疹、荨麻疹、呼吸困难、过敏性休克等。极个别病例在静脉滴注 3～5min 后出现打喷嚏、流鼻涕、舌肿、呼吸困难、意识丧失等，应立即停药，对症处理。

（8）其他：静脉滴注速度过快，还可致胸痛、寒战、发热，注射部位有轻度疼痛。如本药外渗，可致组织水肿，渗出较多时可引起组织坏死。

【健康教育】

（1）遵医嘱按时按量准确使用脱水药等药物，正确记录 24h 出入量及引流量。

（2）床头抬高 20°～30°，以利静脉回流，减轻脑水肿。

（3）保持病房的安静，减少陪同及探视人员。

（4）保持情绪稳定，避免情绪激动。

（5）如出现头痛剧烈、恶心、呕吐等症状请及时通知医务人员。

（6）甘露醇输注过程中出现穿刺周围皮肤红、肿、胀痛，提示药液外渗，应立即停止该处继续输液，抬高患肢并根据不同损伤程度选择相应的治疗方法，如热敷和湿敷。热敷能促进外渗于组织的药液消散吸收，30min/次，2 次/日。乙醇具有催眠和消毒防腐的作用，兼有局部麻醉及止痛功效，可采用 75%乙醇或 50%硫酸镁湿敷。

【禁忌证】

（1）已确诊为急性肾小管坏死的无尿患者，包括对试用甘露醇无反应者，因甘露醇积聚引起血容量增多，加重心脏负担。

（2）严重失水者。

（3）颅内活动性出血者，因扩容加重出血，但颅内手术时除外。

（4）急性肺水肿，或严重肺淤血。

【药物相互作用】

（1）可增加洋地黄毒性作用，与低钾血症有关。

（2）增加利尿药及碳酸酐酶抑制药的利尿和降眼内压作用，与这些药物合并时应调整剂量。

（3）药物过量应尽早洗胃，给予支持、对症处理，并密切随防血压、电解质和肾功能。

二、呋塞米

【药物名称】

中文通用名称：呋塞米注射液

英文通用名称：Furosemide Injection

【性状】

本品为无色或几乎无色的澄明液体。

【适应证】

(1) 水肿性疾病　包括充血性心力衰竭、肝硬化、肾脏疾病（肾炎、肾病及各种原因所致的急、慢性肾衰竭），尤其是应用其他利尿药效果不佳时，应用本药仍可能有效。与其他药物合用治疗急性肺水肿和急性脑水肿等。

(2) 高血压　在高血压的阶梯疗法中，不作为治疗原发性高血压的首选药物，但当噻嗪类药物疗效不佳，尤其当伴有肾功能不全或出现高血压危象时，本药尤为适用。

(3) 预防急性肾衰竭　用于各种原因导致肾脏血流灌注不足，例如失水、休克、中毒、麻醉意外以及循环功能不全等，在纠正血容量不足的同时及时应用，可减少急性肾小管坏死的机会。

(4) 高钾血症及高钙血症。

(5) 稀释性低钠血症　尤其是当血钠浓度低于120mmol/L时。

(6) 抗利尿激素分泌过多症（SIADH）。

(7) 急性药物毒物中毒　如巴比妥类药物中毒等。

【用法用量】

(1) 成人

① 治疗水肿性疾病。紧急情况或不能口服者，可静脉注射，开始20～40mg，必要时每2h追加剂量，直至出现满意疗效。维持用药阶段可分次给药。治疗急性左心衰竭时，起始40mg静脉注射，必要时每小时追加80mg，直至出现满意疗效。治疗急性肾衰竭时，可用200～400mg加于氯化钠注射液100mL内静脉滴注，滴注速度每分钟不超过4mg。有效者可按原剂量重复应用或酌情调整剂量，每日总剂量不超过1g。利尿效果差时不宜再增加剂量，以免出现肾毒性，对急性肾衰竭功能恢复不利。治疗慢性肾功能不全时，一般每日剂量40～120mg。

② 治疗高血压危象时，起始40～80mg静脉注射，伴急性左心衰竭或急性肾衰竭时，可酌情增加剂量。

③ 治疗高钙血症时，可静脉注射，一次20～80mg。

(2) 小儿　治疗水肿性疾病，起始按1mg/kg体重静脉注射，必要时每隔2h追加1mg/kg体重。最大剂量可达每日6mg/kg体重。新生儿应延长用药间隔。

【不良反应】

常见不良反应与水、电解质紊乱有关，尤其是大剂量或长期应用时，如体位性低血压、休克、低钾血症、低氯血症、低氯性碱中毒、低钠血症、低钙血症以及与此有关的口渴、乏力、肌肉酸痛、心律失常，少见者有过敏反应（包括皮疹、间质性肾炎，甚至心搏骤停）、胰腺炎、肌肉强直等，骨髓抑制导致粒细胞减少、血小板减少性紫癜和再生障碍性贫血，肝功能损害，指（趾）感觉异常，高糖血症，尿糖阳性，原有糖尿病加重，高尿酸血症。耳鸣、听力障碍多见于大剂量静脉快速注射时（每分钟剂量大于4～15mg），多为暂时性，少数为不可逆性，尤其当与其他有耳毒性的药物同时应用时。在高钙血症时，可引起肾结石。尚有报道本药可加重特发性水肿。

【健康教育】

遵医嘱正确使用利尿药，并注意有关不良反应的观察和预防。观察患者有无乏力、腹胀、肠鸣音减弱等低钾血症的表现，可服用一些含钾丰富的食物，如柑橘类、香蕉、菠菜、海带等。利尿药应在白天使用，避免影响夜间睡眠。服用利尿药患者应至少每月复查血钾、钠、氯及肝肾功能；每半年复查心电图、超声心动图。若每天尿量小于500mL或有严重水肿者需限制水的摄入，重者应量出为入，每天液体入量不应超过前一天24h尿量加上不显性失水量（约500mL）。液体入量包括饮食、饮水、服药、输液等各种形式或途径进入体内的水分。教会患者根据病情合理安排每天食物的含盐量和饮水量。指导患者避免进食腌制食品、罐头食品、啤酒、汽水、味精、面包、豆腐干等含钠丰富的食物，并指导其使用无钠盐、醋和柠檬等增进食欲。

【禁忌证】

（1）孕妇及哺乳期妇女用药。

① 本药可通过胎盘屏障，孕妇尤其是妊娠前3个月应尽量避免应用。对妊娠高血压综合征无预防作用。动物实验表明本品可致胎仔肾盂积水，流产和胎仔死亡率升高。

② 本药可经乳汁分泌，哺乳期妇女应慎用。

（2）本药在新生儿的半衰期明显延长，故新生儿用药间隔应延长。

（3）老年患者用药时发生低血压、电解质紊乱、血栓形成和肾功能损害的机会增多。

【药物相互作用】

（1）肾上腺糖、盐皮质激素、促肾上腺皮质激素及雌激素能降低本药的利尿作用，并增加电解质紊乱尤其是低钾血症的发生机会。

（2）非甾体类消炎镇痛药能降低本药的利尿作用，肾损害机会也增加，这与前者抑制前列腺素合成，减少肾血流量有关。

（3）与拟交感神经药物及抗惊厥药物合用，利尿作用减弱。

(4) 与氯贝丁酯（安妥明）合用，两药的作用均增强，并可出现肌肉酸痛、强直。

(5) 与多巴胺合用，利尿作用加强。

(6) 饮酒及含酒精制剂和可引起血压下降的药物能增强本药的利尿和降压作用；与巴比妥类药物、麻醉药合用，易引起体位性低血压。

(7) 本药可使尿酸排泄减少，血尿酸升高，故与治疗痛风的药物合用时，后者的剂量应做适当调整。

(8) 降低降血糖药的疗效。

(9) 降低抗凝药物和抗纤溶药物的作用，主要是利尿后血容量下降，致血中凝血因子浓度升高，以及利尿使肝血液供应改善、肝脏合成凝血因子增多有关。

(10) 本药加强非去极化肌松药的作用，与血钾下降有关。

(11) 与两性霉素、头孢霉素、氨基糖苷类等抗生素合用，肾毒性和耳毒性增加，尤其是原有肾损害时。

(12) 与抗组胺药物合用时耳毒性增加，易出现耳鸣、头晕、眩晕。

(13) 与锂合用肾毒性明显增加，应尽量避免。

(14) 服用水合氯醛后静注本药可致出汗、面色潮红和血压升高，此与甲状腺素由结合状态转为游离状态增多，导致分解代谢加强有关。

(15) 与碳酸氢钠合用发生低氯性碱中毒机会增加。

第二节・醒脑、活血药

一、长春西汀

【药物名称】

中文通用名称：长春西汀注射液

英文通用名称：Vinpocetine Injection

【性状】

本品为无色的澄明液体。

【适应证】

改善脑梗死后遗症、脑出血后遗症、脑动脉硬化症等诱发的各种症状。

【用法用量】

静脉滴注，开始剂量每天 20mg，以后根据病情可增至每天 30mg。可用本品 20～30mg 加入 0.9%氯化钠注射液 500mL 或 5%葡萄糖注射液 500mL 内，缓慢滴注（滴注速度不能超过 80 滴/min）。配制好的液体须在 3h 内使用。静滴治疗后，推荐口服长春西汀片继续治疗。肝、肾疾病患者不必进行剂量调整。

【不良反应】

(1) 过敏　有时可出现皮疹，偶有荨麻疹、瘙痒等过敏症状，若出现此症状应停药。

(2) 精神神经系统　有时可出现头痛、头重、眩晕，偶尔出现困倦感，侧肢麻木感，脱力感加重。

(3) 消化道　有时可出现恶心、呕吐，偶尔出现食欲减退、腹痛、腹泻等症状。

(4) 循环器官　有时可出现颜面潮红、头昏等症状，偶尔可见低血压、心动过速等。

(5) 血液　有时可出现白细胞减少。

(6) 肝脏　有时可出现转氨酶升高，偶尔出现碱性磷酸酶升高和黄疸等。

(7) 肾脏　偶尔可出现血尿素氮升高。

【健康教育】

(1) 告知患者或者家属使用本品期间，如出现任何不良反应事件和（或）不良反应，请立即呼叫护士。

(2) 告知患者或者家属同时使用其他药品时，如果出现不适，请立即呼叫护士。

(3) 用药时注意观察血压、呼吸、脉搏，按时查看患者。

(4) 告知患者或者家属当输液部位有红肿、疼痛、渗血、渗液，立即呼叫护士给予重新穿刺。

(5) 输入液体前，询问患者及家属患者有无用过此药物，有无过敏等情况，如果有不得使用。

【禁忌证】

(1) 对本品任何成分过敏者禁用。

(2) 颅内出血急性期，颅内出血后尚未完全止血者禁用。

(3) 严重缺血性心脏病、严重心律失常者禁用。

(4) 本品不可肌内注射，未经稀释不可静脉使用。不可用含氨基酸的液体稀释。

(5) 儿童、孕妇及哺乳期妇女忌用。

【药物相互作用】

临床试验中当长春西汀与β受体阻滞药（如氯拉洛尔、吲哚洛尔）、氯帕胺、格列苯脲、地高辛、醋硝香豆素或氢氯噻嗪联合用药时，未观察到与这些药物之间的相互作用。

长春西汀与甲基多巴合用，偶见其降压作用轻微增强，所以合用时应监测血压。

虽然临床研究中未发现长春西汀与作用于神经系统药物、抗心律失常药物、抗凝血药物相互作用，但仍建议联合用药时应注意观察。

二、银杏叶提取物注射液

【药物名称】

中文通用名称：银杏叶提取物注射液

英文通用名称：Extract of Ginkgo Biloba Leaves Injection

【性状】

本品为黄色澄明液体。

【适应证】

主要用于脑部、周围血液循环障碍。

(1) 急慢性脑功能不全及其后遗症：脑卒中、注意力不集中、记忆力衰退、痴呆。

(2) 耳部血流及神经障碍：耳鸣、眩晕、听力减退、耳迷路综合征。

(3) 眼部血流及神经障碍：糖尿病引起的视网膜病变及神经障碍、老年黄斑变性、视物模糊、慢性青光眼。

(4) 末梢循环障碍：各种周围动脉闭塞症、间歇性跛行症、手脚麻痹冰冷、四肢酸痛。

【用法用量】

(1) 注射治疗　每天或每隔一天深部肌肉注射或缓慢静脉推注（患者平卧）5mL。

(2) 输液治疗　根据病情，通常一日1～2次，一次2～4支。若必要时可调整剂量至一次5支，一日2次。给药时可将本品溶于生理盐水、葡萄糖输液或低分子右旋糖酐或羟乙基淀粉中，混合比例为1∶10。若输液量为500mL，则静滴速度应控制在2～3h。后续治疗可以口服银杏提取物片剂或滴剂。或遵医嘱。

【不良反应】

本品耐受性良好，可见胃肠道不适、头痛、血压降低、过敏反应等现象，一般不需要特殊处理即可自行缓解。长期静注时，应改变注射部位以减少静脉炎的发生。

【健康教育】

(1) 出现睡眠障碍、头痛、眩晕，乏力和出汗，恶心、呕吐、胃灼热和口干，腹痛、腹泻等症状立即通知医护人员。

(2) 告知患者或者患者家属使用本品期间，如出现任何不良反应事件和（或）不良反应，请立即呼叫护士。

(3) 告知患者或者患者家属同时使用其他药品，如果患者出现不适，请立即呼叫护士。

(4) 用药时注意观察血压、呼吸、脉搏，按时查看患者。

(5) 告知患者或者患者家属当患者输液部位有红肿、疼痛、渗血、渗液，立即呼叫护士给予重新穿刺。

(6) 液体输入前，询问患者及患者家属患者有无用过此药物，有无过敏的情况，如果有不得使用。

【禁忌证】

对银杏过敏者不建议使用此药。

【药物相互作用】

银杏液提取物注射液应避免与小牛血提取物制剂混合使用。

第三节 • 营养神经药

吡拉西坦注射液

【药物名称】

中文通用名称：吡拉西坦注射液

英文通用名称：Piracetam Injection

【性状】

本品为无色的澄明液体，味苦。

【适应证】

适用于急、慢性脑血管病，脑外伤，各种中毒性脑病等多种原因所致的记忆减退及轻、中度脑功能障碍。也用于儿童智能发育迟缓。

【用法用量】

肌内注射：每次 1g，一日 2～3 次。

静脉注射：每次 4～6g，一日 2 次。

静脉滴注：每次 4～8g，一日 1 次，用 5%或 10%葡萄糖注射液或 0.9%氯化钠注射液稀释至 250mL 后使用。

【不良反应】

(1) 消化道不良反应常见有恶心、腹部不适、纳差、腹胀、腹痛等，症状的轻重与用药剂量直接相关。

(2) 中枢神经系统不良反应包括兴奋、易激动、头晕、头痛和失眠等，但症状轻微，且与使用剂量大小无关，停药后以上症状消失。

(3) 偶见轻度肝功能损害，表现为轻度氨基转移酶升高，但与药物剂量无关。

【健康教育】

(1) 告知患者或者家属使用本品期间，如出现任何不良反应事件和（或）不良反应，请立即呼叫护士。

（2）告知患者或者家属同时使用其他药品，如果患者出现不适，请立即呼叫护士。

（3）用药时注意观察血压、呼吸、脉搏，按时查看患者。

（4）告知患者或者家属当患者输液部位有红肿、疼痛、渗血、渗液，立即呼叫护士给予重新穿刺。

（5）液体输入前，询问患者及家属患者有无用过此药物，有无过敏的情况，如果有不得使用。

【禁忌证】

（1）锥体外系疾病、亨廷顿舞蹈症患者禁用。

（2）孕妇禁用。

（3）新生儿禁用。

【药物相互作用】

本品与华法林联合应用时，可延长凝血酶原时间，可诱导血小板聚集的抑制。在接受抗凝治疗的患者中，同时应用本品时应特别注意凝血时间，防止出血危险，并调整抗凝治疗药物的剂量和用法。

第四节 • 止血药

一、酚磺乙胺注射液

【药品名称】

中文通用名称：酚磺乙胺注射液

英文通用名称：Etamsylate Injection

【性状】

本品为无色或几乎无色的澄明液体。

【适应证】

用于防治各种手术前后的出血，也可用于血小板功能不良、血管脆性增加而引起的出血。

【用法用量】

（1）肌内或静脉注射，一次 0.25～0.5g，一日 0.5～1.5g。静脉滴注：一次 0.25～0.75g，一日 2～3 次，稀释后滴注。

（2）预防手术后出血，术前 15～30min 静滴或肌注 0.25～0.5g，必要时 2h 后再注射 0.25g。

【不良反应】

本品毒性低，可有恶心、头痛、皮疹、暂时性低血压等，偶有静脉注射后发生过敏性休克的报道。

【健康教育】

(1) 本品可与维生素K注射液混合使用，但不可与氨基己酸注射液混合使用。

(2) 询问患者或者家属有无血栓栓塞性疾病（缺血性脑卒中、肺栓塞、深静脉血栓形成），告知患者及家属有此疾病不可以使用。

(3) 告知患者或者家属当液体引起变色反应，立即呼叫护士。

(4) 告知患者或者家属使用本品期间，如出现任何不良反应事件和（或）不良反应，立即呼叫护士。

(5) 告知患者或者家属同时使用其他药品，如果患者出现不适，请立即呼叫护士。

(6) 用药时注意观察血压、呼吸、脉搏，按时查看患者。

(7) 告知患者或者家属当患者输液部位有红肿、疼痛、渗血、渗液，立即呼叫护士给予重新穿刺。

① 当发生液体外渗时立即停止输液，尽量从套管针内回抽液体、药物（减少局部组织药物残留量）。

② 将干棉球或纱布盖在进针处，拔除枕头或静脉导管，轻按止血（避免压迫止血以减少渗出液体的扩散）。

③ 抬高患肢以减轻肿胀。

④ 药液外渗引起局部水疱，水疱小未破溃的尽量不要刺破，可用碘伏外涂；水疱大者，碘伏消毒后用无菌注射器最低位抽去水疱里的渗出液，再用碘伏外涂。

(8) 液体输入前，询问患者及家属患者有无用过此药物，有无过敏的情况，如果有不得使用。

【禁忌证】

尚不明确。

【药物相互作用】

右旋糖酐抑制血小板聚集，延长出血及凝血时间，理论上与本品呈拮抗作用。

二、氨甲苯酸注射液

【药品名称】

中文通用名称：氨甲苯酸注射液

英文通用名称：Aminomethylbenzoic Acid Injection

【性状】

本品为无色澄明液体。

【适应证】

本品主要用于因原发性纤维蛋白溶解过度所引起的出血，包括急性和慢性、局限性或全身性的高纤溶出血，后者常见于癌肿、白血病、妇产科意外、严重肝病出血等。

【用法用量】

静脉注射或滴注，一次 0.1～0.3g，一日不超过 0.6g。

【不良反应】

本品与 6-氨基己酸相比，抗纤溶活性强 5 倍。不良反应极少见。长期应用未见血栓形成，偶有头昏、头痛、腹部不适。有心肌梗死倾向者应慎用。

【健康教育】

（1）询问患者或者家属有无血栓的既往史。或对于有血栓形成倾向者（如急性心肌梗死）慎用。

（2）询问患者或者家属有无与其他凝血因子（如因子Ⅸ）等合用，如果有告知患者或者家属在凝血因子使用后 8h 再用本品较为妥善。

（3）由于本品可导致继发肾盂和输尿管凝血块阻塞，询问患者或者家属有无血友病或肾盂实质病变发生大量血尿等疾病史，如有以上病史，告知患者及家属不良反应。

（4）告知患者或者家属此药物对于宫内死胎所致低纤维蛋白原血症出血，肝素治疗较本品为安全。

（5）询问患者有无慢性肾功能不全病史，如果有告知患者或者家属对于慢性肾功能不全患者用量酌减，给药后尿液浓度常较高。治疗前列腺手术出血时，用量也应减少。

（6）告知患者或者家属当患者输液部位有红肿、疼痛、渗血、渗液，立即呼叫护士给予重新穿刺。

① 当发生液体外渗时立即停止输液，尽量从套管针内回抽液体、药物（减少局部组织药物残留量）。

② 将干棉球或纱布盖在进针处，拔除枕头或静脉导管，轻按止血（避免压迫止血以减少渗出液体的扩散）

③ 抬高患肢以减轻肿胀。

④ 药液外渗引起局部水泡，水泡小未破溃的尽量不要刺破，可用碘伏外涂；水泡大的，碘伏消毒后用无菌注射器最低位抽去水泡里的渗出液，再用碘伏外涂。

（7）液体输入前，询问患者及家属患者有无用过此药物，有无过敏的情况，如果有不得使用。

【禁忌证】

尚不明确。

【药物相互作用】

（1）与青霉素或尿激酶等溶栓剂有配伍禁忌。

（2）口服避孕药、雌激素或凝血酶原复合物浓缩剂与本品合用，有增加血栓形成的危险。

三、凝血酶冻干粉

【药物名称】

中文通用名称：凝血酶冻干粉

英文通用名称：Lyophilizing Thrombin Powder

【性状】

本品为白色或类白色的冻干块状物或粉末。每1mL中含500IU的0.9%氯化钠溶液可微显浑浊。

【适应证】

本品适用于手术中不易结扎的小血管止血、消化道出血及外伤出血等。

【用法用量】

（1）局部止血　用灭菌氯化钠注射液溶解成50～200IU/mL的溶液喷雾或用本品干粉喷洒于创面。

（2）消化道止血　用生理盐水或温开水（不超过37℃）溶解成10～100IU/mL的溶液，口服或局部灌注，也可根据出血部位及程度增减浓度、次数。

【不良反应】

（1）偶可致过敏反应，应及时停药。

（2）外科止血中应用本品曾有致低热反应的报道。

【健康教育】

（1）告知患者或者家属此药物严禁注射，告知误入血管可导致血栓形成、局部坏死，危及生命。

（2）告知患者及家属本药物必须直接与伤口或者创面接触，才能达到止血作用。

（3）告知患者及患者家属本药物应现配现用，当患者口服时溶解完之后应该立即服用。

（4）严格执行“三查七对”，发药前仔细核对床号、姓名、药名、浓度、剂量、用法、时间。

【禁忌证】

对本品有过敏史者禁用。

【药物相互作用】

（1）本品遇酸、碱、重金属发生反应而降效。

（2）为提高上消化道出血的止血效果，宜先服一定量抑酸药中和胃酸后口服本品，或同时静脉给予抑酸药。

（3）本品还可用磷酸盐缓冲液（pH 7.6）或冷牛奶溶解。如用阿拉伯胶、明胶、果糖胶、蜂蜜等配制成乳胶状溶液，可提高凝血酶的止血效果，并可适当减少本品用量。

第五节 • 镇静、止疼药

一、地西泮注射液

【药物名称】

中文通用名称：地西泮注射液

英文通用名称：Diazepam Injection

【性状】

本品为几乎无色至黄绿色的澄明液体。

【适应证】

(1) 除用于治疗焦虑症和镇静催眠外，可用于抗癫痫和抗惊厥；静脉注射为治疗癫痫持续状态的首选药，对破伤风轻度阵发性惊厥也有效。

(2) 静注可用于全麻的诱导和麻醉前给药。

【用法用量】

(1) 成人常用量　基础麻醉或静脉全麻，10～30mg。镇静、催眠或急性酒精戒断，开始10mg，以后按需每隔3～4h加5～10mg。24h总量以40～50mg为限。癫痫持续状态和严重频发性癫痫，开始静注10mg，每隔10～15min可按需增加甚至达最大限用量。破伤风时可能需要较大剂量。静注宜缓慢，每分钟2～5mg。

(2) 小儿常用量　抗癫痫、癫痫持续状态和严重频发性癫痫，出生30天～5岁，静注为宜，每2～5min 0.2～0.5mg，最大限用量为5mg。5岁以上每2～5min 1mg，最大限用量为10mg。如需要，2～4h后可重复治疗。重症破伤风解痉时，出生30天～5岁1～2mg，必要时3～4h后可重复注射，5岁以上注射5～10mg。小儿静注宜缓慢，3min内按体重不超过0.25mg/kg，间隔15～30min可重复。新生儿慎用。

【不良反应】

(1) 常见的不良反应如嗜睡、头昏、乏力等，大剂量可有共济失调、震颤。

(2) 罕见的有皮疹、白细胞减少。

(3) 个别患者发生兴奋、多语、睡眠障碍，甚至幻觉。停药后，上述症状很快消失。

(4) 长期连续用药可产生依赖性和成瘾性，停药可能发生撤药症状，表现为激动或忧郁。

(5) 反复肌内注射本品可引起臀肌挛缩症。

【健康教育】

(1) 询问患者及家属患者有无对苯二氮䓬类药物过敏，并告知对苯二氮䓬类药物过敏可能对本药过敏。

（2）告知患者及家属肝肾功能损害者能延长本药清除半衰期。

（3）告知患者及家属癫痫突然停药可引起癫痫持续状态，如果是癫痫患者应该逐渐减量，不宜骤停。

（4）询问患者有无抑郁病史，并告知如有严重的精神抑郁，使用此药物可使病情加重，甚至产生自杀倾向，嘱家属 24h 陪护患者，护士密切观察患者的心理活动，必要时采取预防措施。

（5）告知患者及家属此药物长期大量使用有可能成瘾，如长期使用应逐渐减量，不宜骤停。

（6）以下情况慎用：使用此药物前询问患者及家属患者有无以下问题，如果有则不可以使用此药物。

① 严重的急性乙醇中毒，可加重中枢神经系统抑制作用。

② 重度重症肌无力，病情可能被加重。

③ 急性或隐性发生闭角型青光眼可因本品的抗胆碱能效应而使病情加重。

④ 低蛋白血症时，可导致易嗜睡、难醒。

⑤ 多动症者可有反常反应。

⑥ 严重慢性阻塞性肺部病变，可加重呼吸衰竭。

⑦ 外科或长期卧床患者，咳嗽反射可受到抑制。

⑧ 有药物滥用和成瘾史者。

（7）当患者注射此药物后护士要密切观察患者血压、脉搏、呼吸、体温。

（8）告知患者及家属用药过度时，患者会出现持续的精神错乱、严重嗜睡、抖动、语言不清、蹒跚、心跳异常减慢、呼吸短促或困难、严重乏力，如果出现其中的不适立即呼叫护士。

【禁忌证】

（1）妊娠期妇女、新生儿禁用或慎用。

（2）本品含苯甲醇，禁止用于儿童肌内注射。

【药物相互作用】

（1）与中枢抑制药合用可增加呼吸抑制作用。

（2）与易成瘾和其他可能成瘾药合用时，成瘾的危险性增加。

（3）与酒及全麻药、可乐定、镇痛药、吩噻嗪类、单胺氧化酶 A 型抑制药和三环类抗抑郁药合用时，可彼此增效，应调整用量。

（4）与抗高血压药和利尿降压药合用，可使降压作用增强。

（5）与西咪替丁、普奈洛尔合用，本药清除减慢，血浆半衰期延长。

（6）与扑米酮合用，由于减慢后者代谢，需调整扑米酮的用量。

（7）与左旋多巴合用时，可降低后者的疗效。

（8）与利福平合用，增加本品的消除，血药浓度降低。

(9) 异烟肼抑制本品的消除，致血药浓度增高。

(10) 与地高辛合用，可增加地高辛血药浓度而致中毒。

二、去痛片

【药品名称】

中文通用名称：去痛片

英文通用名称：Compound Aminopyrine Phenacetin Tablets

【性状】

本品为白色药片。

【适应证】

本品用于发热及轻、中度的疼痛。

【用法用量】

口服，需要时服用，一次1～2片，一日1～3次。

【不良反应】

(1) 本复方所含氨基比林和非那西丁均有明显不良反应。

(2) 服用氨基比林可有呕吐、皮疹、发热、大量出汗及发生口腔炎等。少数可致中性粒细胞缺乏、再生障碍性贫血、渗出性红斑、剥脱性皮炎、龟头糜烂等。

(3) 长期服用非那西丁可引起肾乳头坏死、间质性肾炎并发生急性肾衰竭，甚至可能诱发肾盂癌和膀胱癌，还可造成对药物的依赖性。

(4) 非那西丁还易使血红蛋白形成高铁血红蛋白，使血液的携氧能力下降，导致发绀，还可引起溶血、肝脏损害，并对视网膜有一定毒性。

【健康教育】

(1) 告知患者及家属此药物长期服用，可导致肾脏损害，严重者可致肾乳头坏死或尿毒症，甚至可能诱发肾盂癌和膀胱癌。此药物不宜长久使用，不可以长期依赖此药物。

(2) 告知患者及家属此药物在胃酸下与食物发生作用，可形成致癌性亚硝基化合物，特别是亚硝胺，因此有潜在的致癌性。

(3) 告知患者及家属长期服用可造成依赖性，并产生耐受，不宜长久使用。

(4) 询问患者及家属是否是创伤性剧痛和内脏平滑肌绞痛，并告知此药物对于创伤性剧痛和内脏平滑肌绞痛无效。

(5) 告知患者及家属中度头痛一般不用休息，可服用止痛药，如去痛片等。如有剧烈头痛，必须卧床休息，防止患者跌倒。

(6) 告知患者及家属服用此药物可能会有呕吐、皮疹、发热、大量出汗及发生口腔炎等不良反应，立即呼叫护士，不必惊慌。

【禁忌证】

(1) 对氨基比林、非那西丁、咖啡因或苯巴比妥类药物过敏者禁用。

(2) 服用阿司匹林或其他非甾体抗炎药后诱发哮喘、荨麻疹或过敏反应的患者。

(3) 禁用于冠状动脉搭桥手术(CABG)围手术期疼痛的治疗。

(4) 有应用非甾体抗炎药后发生胃肠道出血或穿孔病史的患者。

(5) 有活动性消化道溃疡/出血，或者既往曾复发溃疡/出血的患者。

(6) 重度心力衰竭患者。

【药物相互作用】

如与其他药物同时使用可能会发生药物相互作用，详情请咨询医师或药师。

第六节 · 抗癫痫药

一、丙戊酸钠片

【药物名称】

中文通用名称：丙戊酸钠片

英文通用名称：Sodium Valproate Tablets

【性状】

本品为糖衣片或薄膜衣片，除去包衣后显白色或类白色。

【适应证】

本品用于单纯或复杂失神发作、肌阵挛发作，大发作的单药或合并用药治疗，有时对复杂部分性发作也有一定疗效。

【用法用量】

(1) 成人常用量　每日按体重 15mg/kg，或每日 600～1200mg 分 2～3 次服。开始时按 5～10mg/kg，一周后递增，至能控制发作为止。当每日用量超过 250mg 时应分次服用，以减少胃肠刺激。每日最大量为按体重不超过 30mg/kg，或每日 1.8～2.4g。

(2) 小儿常用量　按体重计与成人相同，也可每日 20～30mg/kg，分 2～3 次服用或每日 15mg/kg，按需每隔一周增加 5～10mg/kg，至有效或不能耐受为止。

【不良反应】

(1) 常见不良反应表现为腹泻、消化不良、恶心、呕吐、胃肠道痉挛，可引起月经周期改变。

(2) 较少见短暂的脱发、便秘、眩晕、疲乏、头痛、共济失调、轻微震颤、异常兴奋、不安和烦躁。

(3) 长期服用偶见胰腺炎及急性肝坏死。

(4) 可使血小板减少引起紫癜、出血和出血时间延长，应定期检查血象。

(5) 对肝功能有损害，引起血清碱性磷酸酶和氨基转移酶升高，服用 2 个月要检查肝功能。

(6) 偶有过敏。

(7) 偶有听力下降和可逆性听力损坏。

【健康教育】

(1) 告知患者及家属用药期间避免饮酒，饮酒可加重镇静作用。

(2) 告知患者及家属停药应逐渐减量以防再次出现发作，不可以私自停药，如需停药护士会提前交代；如果使用此药物来取代其他抗惊厥药物时，此药物应逐渐增加用量，而被取代药应逐渐减少用量。

(3) 当患者服药后护士应密切观察患者血压、脉搏、呼吸。

【禁忌证】

(1) 有药源性黄疸个人史或家族史者、有肝病或明显肝功能损害者禁用。

(2) 有血液病、肝病史、肾功能损害、器质性脑病时慎用。

【药物相互作用】

(1) 饮酒可加重镇静作用。

(2) 全麻药或中枢神经抑制药与丙戊酸合用，前者的临床效应可更明显。

(3) 与抗凝药如华法林或肝素等，以及溶血栓药合用，出血的危险性增加。

(4) 与阿司匹林或双嘧达莫合用，可由于减少血小板凝聚而延长出血时间。

(5) 与苯巴比妥类合用，后者的代谢减慢，血药浓度上升，因而增加镇静作用而导致嗜睡。

(6) 与扑米酮合用，也可引起血药浓度升高，导致中毒，必要时需减少扑米酮的用量。

(7) 与氯硝西泮合用防止失神发作时，曾有报道少数病例反而诱发失神状态。

(8) 与苯妥英合用时，因与蛋白结合的竞争可使两者的血药浓度发生改变，由于苯妥英浓度变化较大，需经常测定。但是否需要调整剂量应视临床情况与血药浓度而定。

(9) 与卡马西平合用，由于肝酶的诱导而致药物代谢加速，可使两者的血药浓度和半衰期降低，故须监测血药浓度以决定是否需要调整用量。

(10) 与对肝脏有毒性的药物合用时，有潜在肝脏中毒的危险。有肝病史者长期应用须经常检查肝功能。

(11) 与氟哌啶醇、洛沙平、马普替林、单胺氧化酶抑制药、吩噻嗪类、噻吨类和三环类抗抑郁药合用，可以增加中枢神经系统的抑制，降低惊厥阈和丙戊酸的效应，须及时调整用量以控制发作。

二、卡马西平片

【药物名称】

中文通用名称：卡马西平片

英文通用名称：Carbamazepine Tablets

【性状】

本品为白色药片。

【适应证】

（1）癫痫　①部分性发作、复杂部分性发作、简单部分性发作和继发性全身发作。②全身性发作，强直、阵挛、强直阵挛发作。

（2）三叉神经痛和舌咽神经痛发作　亦用作三叉神经痛缓解后的长期预防性用药。也可用于脊髓痨和多发性硬化、糖尿病性周围性神经痛、患肢痛和外伤后神经痛以及疱疹后神经痛。

（3）预防或治疗躁狂-抑郁症　对锂盐、抗精神病药、抗抑郁药无效的或不能耐受的躁狂-抑郁症，可单用或与锂盐和其他抗抑郁药合用。

（4）中枢性部分性尿崩症　可单用或氯磺丙脲或氯贝丁酯等合用。

（5）酒精癖的戒断综合征。

【用法用量】

（1）成人常用量

① 抗惊厥，初始剂量每次 100～200mg，一日 1～2 次，逐渐增加剂量直至最佳疗效。

② 镇痛，开始一次 0.1g，一日 2 次；第二日后每隔一日增加 0.1～0.2g，直到疼痛缓解，维持量每日 0.4～0.8g，分次服用；最高量每日不超过 1.2g。

③ 尿崩症，单用时一日 0.3～0.6g，如与其他抗利尿药合用，每日 0.2～0.4g，分 3 次服用。

④ 抗躁狂或抗精神病，开始每日 0.2～0.4g，每周逐渐增加至最大量 1.6g，分 3～4 次服用。每日限量，12～15 岁不超过 1g；15 岁以上不超过 1.2g；有少数用至 1.6g。通常成人限量为 1.2g。作止痛用每日不超过 1.2g。

（2）儿童常用量　10～2mg/kg。维持血药浓度应在 4～12μg/mL 之间。

【不良反应】

（1）神经系统常见的不良反应：头晕、共济失调、嗜睡和疲劳。

（2）因刺激抗利尿激素分泌引起水的潴留和低钠血症（或水中毒），发生率 10%～15%。

（3）较少见的不良反应有变态反应，Stevens-Johnson 综合征或中毒性表皮坏死溶解症、皮疹、荨麻疹、瘙痒；儿童行为障碍，严重腹泻，红斑狼疮样综合征（荨麻疹、瘙痒、皮疹、发热、咽喉痛、骨或关节痛、乏力）。

（4）罕见的不良反应有腺体病、心律失常或房室传导阻滞（老年人尤其注意）、骨髓抑制、中枢神经系统中毒（语言困难、精神不安、耳鸣、震颤、幻视）、过敏性肝炎、低钙血症、直接影响骨代谢导致骨质疏松、肾脏中毒、周围神经炎、急性尿紫质病、栓塞性脉管炎、过敏性肺炎、急性间歇性卟啉病，可致甲状腺功能减退等。曾有一例合并无菌性脑膜炎的肌阵挛性癫痫患者，接受本品治疗后引起脑膜炎复发。偶见粒细胞减少、可逆性血小板减少、再生障碍性贫血、中毒性肝炎。

【健康教育】

(1) 询问患者及家属有无使用三环类抗抑郁药，如果有告知此药物有交叉过敏反应，不可服用。

(2) 告知患者及家属此药物可以用于特异性疼痛综合征止痛，护士每个班次评估患者疼痛风险，当疼痛完全缓解，应逐渐减量至停药。

(3) 询问患者及家属有无糖尿病病史，告知糖尿病患者服用此药物可能引起尿糖增加，需要密切观察患者的生命体征。

(4) 询问患者及家属有无癫痫病史，如有癫痫病史不能突然撤药。

(5) 告知患者及家属出现心血管系统不良反应或皮疹，应立即报告护士，必要时立即停药。

(6) 告知患者及家属此药物具有一定刺激性，饭后服用可减少胃肠反应，漏服时应尽快补服，不可一次服双倍量，可一日内分次补足。

(7) 询问患者及家属是否有以下病史：乙醇中毒、心脏损害、冠心病、糖尿病、青光眼、对其他药物有血液反应史者（易诱发骨髓抑制）、肝病、抗利尿激素分泌异常或其他内分泌紊乱、尿潴留、肾病，如有告知患者及家属不宜使用。

【药物相互作用】

(1) 与对乙酰氨基酚合用，尤其是单次超量或长期大量，肝脏中毒的危险增加，有可能使后者疗效降低。

(2) 与碳酸酐酶抑制药合用，骨质疏松的危险增加。

(3) 与香豆素类抗凝药合用，由于本品的肝酶正诱导作用，使抗凝药的血浓度降低，半衰期缩短，抗凝效应减弱，应测定凝血酶原时间而调整药量。

(4) 由于本品的肝酶诱导作用，与氯磺丙脲、氯贝丁酯（安妥明）、去氨加压素、赖氨加压素、垂体后叶素、加压素等合用，可加强抗利尿作用，合用的各药都需减量。

(5) 与含雌激素的避孕药、环孢素、洋地黄类（可能地高辛除外）、雌激素、左旋甲状腺素或奎尼丁合用时，由于卡马西平对肝药酶的诱导，这些药的效应会降低，用量应做调整，改用仅含孕激素（黄体酮）的口服避孕药。与口服避孕药合用可能出现阴道大出血。

(6) 与多西环素（强力霉素）合用，后者的血药浓度可能降低，必要时需要调整用量。

(7) 红霉素与醋竹桃霉素以及右丙氧芬可抑制卡马西平的代谢，引起后者血药浓度的升高，出现毒性反应。

(8) 氟哌啶醇、洛沙平、马普替林、噻吨类或三环类抗抑郁药可增强卡马西平的代谢，引起后者血药浓度升高，出现毒性反应等。

（9）锂盐可以降低卡马西平的抗利尿作用。

（10）卡马西平（与三环类抗抑郁药结构相似）应避免与单胺氧化酶抑制剂合用。在服用前，停服单胺氧化酶抑制剂至少 2 周，若临床情况允许可停服单胺氧化酶抑制剂更长时间。

（11）卡马西平可以降低诺米芬辛的吸收并加快其消除。

（12）苯巴比妥和苯妥英加速卡马西平的代谢，可将卡马西平的半衰期降至 9～10h。

参考文献

[1] 刘侠，张凤英．肺癌化疗患者疼痛护理效果观察［J］．吉林医学，2013，3（20）：4178-4179.

[2] 卢敏娜，戴世琦，吕晶，等．对老年肺癌患者的心理护理［J］．心理医生，2016，22（23）：164-165.

[3] 巨宝兰，邹冰姿，王琪，等．临床护理路径实施心理干预对脊髓损伤患者神经源性膀胱训练的效果［J］．实用临床医药杂志，2017，21（18）：33-35.

[4] 陈晓文．临床护理路径在脊柱骨折合并脊髓损伤患者术后康复中的应用［J］．中国乡村医药，2017，24（14）：62-63.

[5] 王新起．恶性血液病住院患者心理健康状态及其绘画疗法干预的研究［D］．济南：山东大学，2018.

[6] 王凤华．一体化护理模式对卵巢癌患者心理状态及生活质量的影响［J］．心理月刊，2019，14（14）：56.

[7] 吴剑，钟日奎，刘卓星，等．乳腺癌术后调强放射治疗的研究［J］．临床和实验医学杂志，2016，13（13）：1302-1306

[8] 葛婧，梁彩侠，王贤．人性化心理护理干预在胃癌手术患者中的应用［J］．蚌埠医学院学报，2015，40（1）：127-128.

[9] 陈蕾．伽马刀治疗多发脑转移瘤的疗效分析［J］．现代养生，2017，（16）：55.

[10] 李旭颖，白云娟．浅析针对性护理对脑肿瘤患者伽马刀术后颅内压的影响［J］．中国妇幼健康研究．2017，28（S4）：278-279.

[11] 牛争平，侯玉立，水野昌宜．成人 Moyamoya 病的临床与影像分析［J］．中西医结合心脑血管病杂志．2003（03）：152-153.

[12] 柏晓燕，陈璐．烟雾病术后并发癫痫的观察及护理［J］．中国临床研究，2015，28（10）：1386-1387.

[13] 徐梅．高血压脑出血患者急性期的护理［J］．全科护理，2010，8（20）：1824.

[14] 范红，刘旭，郑仲乾，等．微创术治疗高血压脑出血综合护理干预效果分析［J］．护士进修杂志，2012，27（18）：1681-1682.

[15] 李锐铭，张京芬，郝喜娃，等．自发性蛛网膜下腔出血的危险因素［J］．脑与神经疾病杂志，2020，28（03）：143-146.

[16] 陈志朋．人性化护理对蛛网膜下腔出血患者的护理效果及心理状态的影响［J］．当代护士（上旬刊），2018，25（09）：51-53.

[17] 孔小玉，熊敏，王娇娇，等．临床药师干预地塞米松磷酸钠与酚磺乙胺潜在配伍禁忌 1 例体会［J］．中国乡村医药，2020，27（9）：47.

[18] 廖伟雄．酚磺乙胺在输液中的稳定性考察［J］．西北药学杂志，2000，5（4）：168.

[19] 王喜泰，郑智鑫，许诚贵．恩替卡韦与鳖甲煎丸联合治疗慢性乙肝纤维化的疗效分析［J］．中国处方药，2020，18（5）：73-74.

[20] 权隆芳，程芳，贾小强，等．康复新液对混合痔术后患者创面愈合的临床疗效［J］．中成药，2020，42（2）：539-540.

[21] 乔莉霞，赵建法，鞠应秋，等．左乙拉西坦注射液治疗癫痫持续状态的临床效果［J］．临床医学研究与实践，2020，5（6）：18-19.

[22] 刘洪敏．丙戊酸钠与拉莫三嗪联合治疗癫痫的临床效果分析［J］．中外女性健康研究，2020，4：58.

[23] 张艳君，杨国帅，刘炫君，等．左乙拉西坦片与卡马西平片治疗难治性癫痫患者的临床研究［J］．中国临床药理学杂志，2020，36（3）：254-256.

[24] 张丽，刘佳，韩翔．探讨甘露醇在眼科疾病治疗中的临床效果［J］．临床医药文献电子杂志，2020，7（27）：179-181.

[25] 田朝霞，郑新，王文杰，杨京华，等. 芪柏塌渍膏外敷预防甘露醇所致小儿静脉炎51例效果观察[J]. 湖南中医杂志，2020，36（1）：88-90.

[26] 郑薇，聂红霞，包思丽. 汉防已甲素注射液与呋塞米注射液存在配伍禁忌[J]. 当代护士（中旬刊），2017，5：32.

[27] 黄玉情，黄星华，冯健珊. 甘露醇联合地塞米松治疗感染性脑水肿患者的临床疗效及预后分析[J]. 临床医学工程，2019，26（2）：189-190.

[28] 孔银燕，孔俏玲，邹银珍. 长春西汀注射液与胰岛素配伍的稳定性研究[J]. 海峡药学，2020，32（2）：197-198.

[29] 车永芳，李翠乔，张淑芬，等. 长春西汀联合银杏达莫注射液对急性脑梗死的作用探讨[J]. 健康必读，2020，5：59-60.

[30] 相铁辉，王海建，路路，天麻素注射液联合长春西汀治疗后循环缺血性眩晕的临床效果[J]. 河南医学研究，2020，29（12）：2233-2234.

[31] 周艳，陈建明，普丽萍. 脊髓空洞症患者术后的康复锻炼及健康指导[J]. 西南国防医药，2011，21（04）：419-420.

[32] 周艳，陈建明，李文艳，等. 脊髓空洞症的围手术期护理体会[J]. 西南国防医药，2009，19（12）：1278-1279.

[33] 曹靖惠，李洪娟，张佳琦，等. 脊髓空洞症患者的心理护理[J]. 吉林医学，2006，27（4）：407-408.

[34] 王东艳，施艳萍，刘香杰，等. 脊髓空洞症患者的护理体会[J]. 中国医药指南，2017，15（10）：250-251.

[35] 陈茂君，蒋艳，游潮. 神经外科护理手册[M]. 北京：北京科学出版社，2011：428-434.

[36] 吴静，任英，汪四花. 经口咽松解后路枕颈融合术治疗颅底凹陷合并脊髓空洞症1例的护理[J]. 护理与康复，2018，17（05）：90-91.

[37] 朱慧芬，方剑，曹敏，等. 基于Caprini评分的肝切除术患者静脉血栓栓塞风险因素分析[J]. 护理与康复，2017，16（6）：619-622.

[38] 吴新军，侯天勇，徐耀琴，等. 经口人路寰枢椎脱位围手术期的护理干预[J]. 局解手术学杂志，2014，23（2）：209-210.

[39] 金晓婷，杨虹. 颈静脉球瘤切除并跨面神经移植患者的护理[J]. 中华护理杂志，2012，47（4）：309-310.

[40] 汪四花，林芬，盛少英. 13例齿状突骨折合并下颈椎损伤同期手术治疗的护理[J]. 中华护理杂志，2010，45（6）：515-517.

[41] 陈超君，汪四花，马姚静. 6例经El松解后路融合治疗陈旧性Ⅱ型齿状突骨折的护理[J]. 中华护理杂志，2013，48（12）：1121-1122.

[42] 黄思庆，肖启华，李国平，等. ArnoldChiari畸形合并脊髓空洞症的显微外科治疗310例临床分析[J]. 中华神经外科杂志，2005（21）：100-102.

[43] 巩汝霞. 脊髓空洞症围手术期的护理[J]. 泰山医学院学报，1999，20（02）：251.

[44] 高国芹. 微创手术治疗小脑扁桃体下疝致脊髓空洞症的护理[J]. 中华现代护理杂志，2014，20（5）：570-571.

[45] 李娜. 小脑扁桃体下疝的护理. 中西医结合心血管病电子杂志[J]. 2018，7（03）：129.

[46] 陈云凤，刁玲玲，任兴珍. 小脑扁桃体下疝行后颅窝减压术的围术期护理[J]. 全科护理，2013，11（29）：2723-2724.

[47] 汪莉，李银萍. 自发性低颅压综合征致小脑扁桃体下疝及硬膜下血肿护理一例[J]. 华西医学，2015，30（8）：1418-1419.

[48] 苏昊清，蔡永华. 经颞下窝入路侧颅底手术患者的术后护理 [J]. 北京医学，2020，42（03）：260-262.

[49] 黎介寿，吴孟超. 手术学全集：神经外科卷 [M]. 北京：人民军医出版社，1994：28.

[50] 杨慧. 脊柱术后脑脊液漏的护理 [J]. 当代护士（下旬刊），2015（07）：67-68.

[51] 徐箐，彭付红. 脊柱手术后脑脊液漏的观察及护理 [J]. 护士进修杂志，2006，21：1-3.

[52] 许蕊凤，季杰，李桂芳，等. 俯卧位用于胸椎黄韧带骨化症术后并发脑脊液漏的护理 [J]. 中华护理杂志，2006，41（1）：95-97.

[53] 袁琦，黄燕. 开展品管圈活动提高低年资护士的护理理论水平 [J]. 护理研究，2010，24（7）：1761-1762.

[54] 张幸国. 医院品管圈活动实战与技巧 [M]. 杭州：浙江大学出版社，2010：7-76.

[55] 徐箐，彭付红. 脊柱手术后脑脊液漏的观察及护理 [J]. 护士进修杂志，2006，21：1-3.

[56] 孙垂国，陈仲强，齐强，等. 胸椎黄韧带骨化手术并发硬脊膜损伤造成脑脊液漏的原因及防治 [J]. 中国脊柱脊髓杂志，2003，13（12）：724-725.

[57] 许蕊凤，季杰，李桂芳，等. 俯卧位用于胸椎黄韧带骨化症术后并发脑脊液漏的护理 [J]. 中华护理杂志，2006，41（1）：95-97.

[58] 潘丽华，黄心英，张瑞林. 胸椎手术后合并脑脊膜损伤及脑脊液漏的护理68例 [J]. 实用护理杂志，2002，18（70）：20-22.

[59] 李小娥. 脊柱术后脑脊液漏的观察与护理 [J]. 医学理论与实践，2010，23（11）：1394-1395.

[60] 陈姣红，张红波，熊晓星. 三叉神经痛微血管减压术后疼痛观察及护理 [J]. 中国临床神经外科杂志，2017，22（12）：854-855.

[61] 王红. 在原发性三叉神经痛患者中应用优质护理模式的效果分析 [J]. 山西医药杂志，2019，48（19）：2442-2444.

[62] 任小妹，沈秀华，黄冰，等. 原发性三叉神经痛颅外非半月节射频热凝治疗的护理 [J]. 中华全科医学，2017，15（11）：1987-1989.

[63] 吕玉丽. 护理干预在原发性三叉神经痛患者护理中的应用效果分析 [J]. 河南医学研究，2017，26（18）：3449-3450.

[64] 许红艳. 三叉神经痛临床护理路径实施的效果分析 [J]. 中西医结合心血管病电子杂志，2019，7（36）：157.

[65] 陈云雷. 三叉神经痛临床护理路径实施的效果分析 [A]. 中华医学会疼痛学分会. 中华医学会疼痛学分会第十届学术年会论文集 [C]. 中华医学会疼痛学分会：《中国疼痛医学杂志》编辑部，2013：1.

[66] 崔玉霞. 三叉神经血管减压术治疗三叉神经痛的护理 [J]. 临床医药文献电子杂志，2019，6（50）：91-92.

[67] 苗娜娜. 微血管减压术治疗面肌痉挛围手术期系统护理体会 [J]. 河南外科学杂志，2019，25（02）：168-169.

[68] 陈琦，李真. 显微血管减压术治疗面肌痉挛的并发症预防处理策略研究 [J]. 中国实用医药，2019，14（31）：32-34.

[69] 李晓飞，张品. 微血管减压术治疗三叉神经痛和面肌痉挛的术后护理. 护理学杂志，2016，21（24）：30-31.

[70] 刘莉. 程序心理护理在面肌痉挛患者手术前后的实施效果 [J]. 中国微侵袭神经外科杂志，2016，21（4）：192.

[71] 刘国华，毕雪，李曼. 微血管减压术治疗面肌痉挛的护理 [J]. 中国美容整形外科杂志，2015，26（12）：768-769.

[72] 刘慧娟. 微血管减压术治疗三叉神经痛患者的护理 [J]. 中国实用神经疾病杂志，2015，(9)：134-135.

[73] 维桂，万意. 围术期强化护理在预防三叉神经微血管减压术老年患者术后并发症的研究 [J]. 实用临床护理学电子杂志，2017，2 (36)：83-84.

[74] 张萌萌，王玲. 三叉神经痛患者行显微外科微血管减压术治疗的临床效果及护理配合 [J]. 实用临床医药杂志，2016，20 (20)：53-55.